U0189228

Lung Cancer Screening
Practical Aspects for Primary Care

原著 [美] Janelle V. Baptiste

[美] Richard M. Schwartzstein [美] Carey C. Thomson

肺癌筛查 实践指南

主译 毛伟敏 副主译 许 斌 李金高

中国科学技术出版社

·北 京·

图书在版编目（CIP）数据

肺癌筛查：实践指南 /（美）珍妮尔·V. 巴普蒂斯特 (Janelle V. Baptiste)，（美）理查德·M. 施瓦茨坦 (Richard M. Schwartzstein)，（美）凯里·C. 汤姆森 (Carey C. Thomson) 原著；毛伟敏主译 . — 北京：中国科学技术出版社，2024.8

ISBN 978-7-5236-0483-0

Ⅰ . ①肺… Ⅱ . ①珍… ②理… ③凯… ④毛… Ⅲ . ①肺癌—诊断—指南 Ⅳ . ① R734.204-62

中国国家版本馆 CIP 数据核字 (2024) 第 039689 号

著作权合同登记号：01-2023-3929

First published in English under the title

Lung Cancer Screening: Practical Aspects for Primary Care

edited by Janelle V. Baptiste, Richard M. Schwartzstein, Carey C. Thomson

Copyright © Janelle V. Baptiste, Richard M. Schwartzstein, Carey C. Thomson, 2022

This edition has been translated and published under licence from Springer Nature Switzerland AG. All rights reserved.

策划编辑	郭仕薪　孙　超
责任编辑	延　锦
文字编辑	魏旭辉
装帧设计	佳木水轩
责任印制	徐　飞

出　　版	中国科学技术出版社
发　　行	中国科学技术出版社有限公司
地　　址	北京市海淀区中关村南大街 16 号
邮　　编	100081
发行电话	010-62173865
传　　真	010-62179148
网　　址	http://www.cspbooks.com.cn

开　　本	710mm×1000mm　1/16
字　　数	152 千字
印　　张	8.5
版　　次	2024 年 8 月第 1 版
印　　次	2024 年 8 月第 1 次印刷
印　　刷	北京博海升彩色印刷有限公司
书　　号	ISBN 978-7-5236-0483-0/R · 3165
定　　价	128.00 元

（凡购买本社图书，如有缺页、倒页、脱页者，本社销售中心负责调换）

译者名单

主　译　毛伟敏　江西省肿瘤医院/江西省癌症中心

副主译　许　斌　江西省肿瘤医院/江西省癌症中心

　　　　李金高　江西省肿瘤医院/江西省癌症中心

译　者（以姓氏笔画为序）

　　　　王天云　江西省肿瘤医院/江西省癌症中心

　　　　王晓波　江西省肿瘤医院/江西省癌症中心

　　　　刘　岚　江西省肿瘤医院/江西省癌症中心

　　　　刘　斌　江西省肿瘤医院/江西省癌症中心

　　　　李俊玉　江西省肿瘤医院/江西省癌症中心

　　　　李慧慧　温州医科大学

　　　　徐晓玲　上海市肺科医院

　　　　郭善娴　江西省肿瘤医院/江西省癌症中心

　　　　舒雨晴　江西省肿瘤医院/江西省癌症中心

　　　　熊小玲　江西省肿瘤医院/江西省癌症中心

　　　　魏清风　江西省肿瘤医院/江西省癌症中心

内容提要

　　本书引进自 Springer 出版社，是一部全面、实用的肺癌筛查实践指南。作为发病率、死亡率很高的恶性肿瘤，肺癌在极有可能通过手术治愈的早期阶段通常无明显临床症状。有证据表明，通过肺癌筛查可降低死因别死亡率。然而，创建一个综合的、系统的肺癌筛查方法对研究人员而言仍是一个挑战。著者先详细描述了肺癌的流行现状及危险因素，同时论述了肺癌筛查的健康差异影响因素，然后推荐了肺癌筛查的有效实践方案并详细介绍了如何在临床实践中实施肺癌筛查，此外还探讨了将戒烟和共同决策讨论纳入创新型肺癌筛查体系及肺癌筛查结果和追踪。本书贴合临床实际，既可以满足肺癌筛查专业人员的需求，也可为非专业人员提供帮助。

译者前言

随着城市化、工业化、老龄化及全球化进程的不断加速，生态环境出现问题、生活方式发生改变，再加上生物学和遗传学因素的影响，恶性肿瘤危险因素的暴露频率与水平均不断增长，全世界恶性肿瘤发病率和死亡率均呈上升态势。癌症已成为 21 世纪人类死亡的主要原因之一，也是提高世界各国预期寿命最重要的障碍。

肺癌是我国发病率、死亡率最高的恶性肿瘤。近年来，尽管肺癌的诊断和临床治疗已取得很大进展，但患者的总生存时间仍很短，肺癌晚期 5 年生存率≤20%。因为肺癌早期症状不明显，约 70% 的肺癌患者在就诊时已为局部晚期和远处转移，因此失去了根治性治疗的机会。尽管目前的治疗手段对肺癌总生存率的提高效果并不显著，但 I 期患者的 5 年生存率仍可达到 90%。因此，加强对高危人群的筛查，实现早诊、早治是降低肺癌死亡率的最有效方法。然而，创建一个综合的、系统的肺癌筛查方法仍然是一个挑战，本书对肺癌筛查的阐述大大弥补了实践工作中存在的不足，为实际临床中的肺癌筛查工作提供了全面和实用的指南。

本书得以顺利出版，得到了江西省肿瘤医院、赣浙胸部肿瘤研究室等单位多位专家学者的指导，凝结了 10 余位编译人员、审校人员的辛勤付出，以及中国科学技术出版社编辑的大力支持，在此表示衷心的感谢！

江西省肿瘤医院 / 江西省癌症中心

原书前言

　　鼓励高危人群参与筛查是每一项肿瘤筛查计划的重中之重，其中初级保健医生（primary care practitioner，PCP）起着至关重要的作用[1]。初级保健医生的建议能明显提升高危人群参与肿瘤筛查的依从性[2, 3]。初级保健供给方通常是肿瘤患者的第一个"就诊转折点"，并为患者提供了大多数预防性保健项目。一项回顾性队列研究证明了初级保健医生在患者参与肺癌筛查（lung cancer screening，LCS）中的重要作用，该研究结果显示，如果患者经过全科医生的检查，则更有可能接受肺癌筛查（8.5% vs. 4.7%，$P < 0.0001$）[4]。为初级保健医生提供实施、执行和维持肺癌筛查项目所需的财政资源，使其参与其中，可以提高识别和招募符合筛查条件人群的效率。然而，初级保健医生在执行肺癌筛查时面临着巨大阻碍。Spalluto 等在一个退伍军人事务医疗中心对放射学和初级保健专业人员、工作人员和管理人员进行横断面调查，结果发现，放射学专业人员比初级保健专业人员对实施肺癌筛查的积极性更高[5]，可能是由于初级保健专业人员在实施肺癌筛查过程中经受了更多困难。由于认识到这种困难，肺医学、胸部放射学、初级保健医学和肺癌筛查项目实施方面的临床和研究专家合作撰写了这部 *Lung Cancer Screening: Practical Aspects for Primary Care*。

　　肺癌仍是全球人类面临的最危险、最致命的癌症。在第 1 章中，Baldwin 等将带我们了解世界范围内肺癌的流行病学。然而，仅在美国，2021 年的癌症死亡人数中，近 1/4 是由肺癌造成的[6]。预测到 2040 年，肺癌仍是美国癌症相关的主要死因[7]。然而，这项预测并没有考虑 2019 年 COVID-19 大流行对癌症相关死亡的影响。由于 COVID-19 大流行期间医院运转受阻，导致诊断和治疗延误，预计死亡数量还将增加。

　　尽管这个预测结果令人深思，但肺癌死亡人数在持续下降。2009—2018 年，肺癌死亡人数的年下降率在增长，男性从 3.1% 增至 5.5%，女性从 1.8% 增至 4.4%[6]。肺癌死亡人数的下降主要是由于吸烟人数的减少和肺癌治疗水平的提升。

1964 年，美国发布了具有里程碑意义的报告 *First Surgeon General's Report*，该报告阐述了关于吸烟对健康造成的危害，此后，美国持续完善对烟草的控制工作[8, 9]，吸烟人数的下降就是由此产生的影响。然而，吸烟仍是肺癌患者死亡的首要原因。2019 年，仅美国就有约 3400 万成年人在吸烟，虽然当前吸烟者数量正持续减少，但仍有很大一部分人面临肺癌发病的风险[10]。

在欠发达地区，与烹饪燃料相关的污染物在全球肺癌诱发因素中发挥着越来越大的作用。在美国，非吸烟相关的肺癌死亡人数现已超过吸二手烟导致的肺癌死亡人数，女性非吸烟相关肺癌的比例高于男性[7, 11]。

在美国，吸烟趋势变化的差异性也越来越大。许多弱势群体的吸烟率并没有出现类似的下降现象，仍处于高风险中[12]。与种族和民族、性别和性别认同、心理健康状态、残疾、社会经济地位和地理位置有关的健康差异可能体现在肺癌诊断、治疗和死亡率的结果中，并可能加剧肺癌筛查效果的差异[13]。在第 2 章中，Steiling 等为我们提供了肺癌筛查的健康差异影响因素的全过程回顾，以及与低肺癌检出率相关的因素。

通过戒烟进行肺癌一级预防是降低肺癌死亡率的关键，但仍有戒烟者死于肺癌，显然这并没有体现出一级预防的益处。肺癌的生存期也与诊断时的分期高度相关，即早期诊断时预后更佳[14]。因此，二级预防也需要减少癌症特异性死亡率。经证明，通过低剂量计算机体层摄影（low-dose computed tomography，LDCT）筛查肺癌的二级预防可以提高早期肺癌检出率，减少吸烟者与戒烟者的癌症特异性死亡率。Thomson 等在第 3 章中介绍了肺癌筛查的最佳实践，包括对美国国家肺筛查试验（National Lung Screening Trial，NLST）和荷兰 – 比利时肺癌筛查试验（Nederlands-Leuvens Longkanker Screenings Onderzoek，NELSON）的介绍，两者都显示使用 LDCT 可降低肺癌特异性死亡率[1]。在 NLST 中，LDCT 筛查组死于肺癌的人数较胸部 X 线筛查组少 20%，总死亡率降低了 7%[15-17]。10 年后发表的 NELSON 显示，通过 LDCT 筛查，死于肺癌的男性减少了 26%。

NELSON 的结果得到了几个美国咨询组织的认可，包括美国预防服务工作组（United States Preventive Services Task Force，USPSTF）和美国国家综合癌症网络（National Comprehensive Cancer Network，NCCN），它们均推荐高危人群进行肺癌筛查[18, 19]。美国各地肺癌筛查项目的实施采纳了这些建议。2015 年初,《平价医疗法案》（*Affordable Care Act*）规定，私营保险公司必须按照 USPSTF 的指导方针，为符合条件的人群提供 LDCT 筛查。同年晚些时候，美国医疗保险和医疗补助服务中心（Centers for Medicare and Medicaid Services，CMS）批准了高风险医疗保险受益人的肺癌筛查支付覆盖的提议[20]。这两个支付系统都要求提供戒烟和共同决策的文件。在美国，关于肺癌筛查的经济问题是复杂的，要求了解和掌握肺癌筛查覆盖政策和资格标准、账单和后续测试的报销。认识到这些复杂性，Michaud 等在第 4 章描述了在临床实践中实施肺癌筛查，为初级保健医生提供了肺癌筛查经济学和计费的参考指南。

然而，在这两个大型随机试验之外，肺癌筛查的作用并没有在实际工作中体现。肺癌筛查项目对降低人口死亡率的作用并不明显[21]。这主要是由于目标人群参与 LDCT 筛查的比例低，以及在医疗保健环境中实施肺癌筛查存在障碍，美国人口报告显示，只有一小部分符合条件者接受了 LDCT 筛查。评估初级保健诊所实施 LDCT 筛查项目准备情况的文献发现，只有 10% 的受访者在其诊所提供肺癌筛查[22]。将肺癌筛查效益最大化是本书的讨论重点。在医疗保健服务中影响肺癌筛查效果的因素多种多样。着眼于在实际工作环境中阻碍和促进筛查效果的循证证据，许多在研究中被发现有效的干预措施，往往无法在实际工作环境中转化为有意义的患者护理结果[23]。

重视并支持初级保健被认为是最重要的提升个人肺癌筛查效果的措施。在初级保健中实施肺癌筛查时，需要考虑诸多因素，Baptiste 等在第 4 章中指出了实施过程中的一些促进因素和障碍。在初级保健中实施肺癌筛查是一个正确识别和确定个体肺癌发病高危风险的过程。Barta 等建议利用电子健康档案（electronic health record，EHR）来促进初级保健项目中的肺癌筛查，同时通过改进电子健康档案为群体性项目提供关键支持。CMS 开展的肺癌筛查也有指标要求，这给初级保健医生带来了挑战。Roelke 等在第 5 章中探讨了将戒烟和共同决策讨论纳入创新型肺癌筛查体系。

放射科医生已经参与肺癌筛查很多年了，并且有多年运营乳腺癌筛查项目的丰富经验。一个高效、高质量的肺癌筛查项目需要具有广泛专业知识的多学科团队来运营。来自放射医疗专业的 Dyer 等在第 6 章中讨论了肺癌筛查结果和追踪，提供了一种实用的方法来排序、解释、报告和跟踪肺癌筛查结果，并回顾了管理中的意外收获。

本书概述了初级保健医生在肺癌筛查过程中所面临的挑战，以及对肺癌筛查领域专家指导的需求，同时对肺癌筛查也提供了诸多观点和建议，是写给初级保健供给方的指南，包括医生、护士、高级医疗工作者等相关工作人员及管理人员。我们希望本书可以提供一张方案蓝图，以促进一个成功的肺癌筛查项目诞生，为挽救无数生命创造可能。

Janelle V . Baptiste

Division of Pulmonary Critical Care and Sleep Medicine Beth Israel Deaconess Medical Center Harvard
Medical School
Boston, MA, USA

Richard M. Schwartzstein

Division of Pulmonary Critical Care and Sleep Medicine Beth Israel Deaconess Medical Center Harvard
Medical School
Boston, MA, USA

Carey C. Thomson

Division of Pulmonary and Critical Care Medicine Mt Auburn Hospital/Beth Israel Lahey Health Harvard
Medical School
Boston, MA, USA

参 考 文 献

[1] Rankin NM, McWilliams A, Marshall HM.Lung cancer screening implementation: complexities and priorities.Respirology. 2020;25 Suppl 2:5–23.

[2] Draucker CB, Rawl SM, Vode E, Carter-Harris L.Understanding the decision to screen for lung cancer or not: a qualitative analysis. Health Expect.2019;22(6):1314–21.

[3] Carter-Harris L, Slaven JE Jr, Monahan PO, Shedd-Steele R, Hanna N, Rawl SM. Understanding lung cancer screening behavior: racial, gender, and geographic differences among Indiana long-term smokers. Prev Med Rep.2018;10:49–54.

[4] Li J, Chung S, Wei EK, Luft HS. New recommendation and coverage of lowdose computed tomography for lung cancer screening: uptake has increased but is still low. BMC Health Serv Res.2018;18(1):525.

[5] Spalluto LB, Lewis JA, Stolldorf D, Yeh VM, Callaway-Lane C, Wiener RS, Slatore CG, Yankelevitz DF, Henschke CI, Vogus TJ, Massion PP, Moghanaki D, Roumie CL. Organizational readiness for lung cancer screening: a crosssectional evaluation at a Veterans Affairs Medical Center. J Am Coll Radiol. 2021;18(6):809–19.https://doi.org/10.1016/j.jacr.2020.12.010. Epub 2021 Jan 7.Erratum in: J Am Coil Radiol. 2021;18(9):1371.PMID: 33421372; PMCID:PMC8180484.

[6] Siegel RL, Miller KD, Fuchs HE, Jemal A.Cancer statistics, 2021.CA Cancer J Clin. 2021;71(1):7–33. https://doi.org/10.3322/caac.21654. Epub 2021 Jan 12. Erratum in: CA Cancer J Clin. 2021;71(4):359.

[7] Rahib L, Wehner MR, Matrisian LM, Nead KT.Estimated projection of US cancer incidence and death to 2040.JAMA Netw Open.2021;4(4):e214708.

[8] Holford TR, Meza R, Warner KE, Meernik C, Jeon J, Moolgavkar SH, Levy DT. Tobacco control and the reduction in smoking-related premature deaths in the United States, 1964–2012. JAMA. 2014;311(2):164–71.

[9] Warner KE, Sexton DW, Gillespie BW, Levy DT, Chaloupka FJ. Impact of tobacco control on adult per capita cigarette consumption in the United States. Am J Public Health. 2014;104(1):83–9.

[10] Cornelius ME, Wang TW, Jamal A, Loretan C, Neff L. Tobacco product use amongadults— UnitedStates, 2019.MorbMortWklyRep.2020;69(46):1736–42.

[11] Islami F, Goding Sauer A, Miller KD, et al. Proportion and number of cancer cases and deaths attributable to potentially modifiable factors in the United States in 2014.CA Cancer J Clin.2018;68:31–54.

[12] Doogan NJ, Roberts ME, Wewers ME, Stanton CA, Keith DR, Gaalema DE, Kurti AN, Redner R, Cepeda-Benito A, Bunn JY, Lopez. AA, Higgins ST. A growing geographic disparity: rural and urban cigarette smoking trends in the United States. Prev Med.2017;104:79–85.

[13] HHS action plan to reduce racial and ethnic health disparities. https://www.minorityhealth.hhs.gov/ assets/pdf/hhs/HHS_Plan_complete.pdf.

[14] Zhou Q, Fan Y, Wu N, Huang Y, Wang Y, Li L, Liu J, Wang X, Li W, Qiao Y. Demonstration program of population-based lung cancer screening in China: rationale and study design.Thorac Cancer. 2014;5(3):197–203.

[15] Aberle DR, Adams AM, Berg CD, et al. National Lung Screening Trial Research Team. Reduced lung-cancer mortality with low-dose computed tomographic screening.N Engl J Med.2011;365(5): 395–409.

[16] Church TR, Black WC, Aberle DR, et al. National Lung Screening Trial Research Team. Results of initial low-dose computed tomographic screening for lung cancer. N Engl J Med.2013;368(21): 1980–91.

[17] Aberle DR, DeMello S, Berg CD, et al.National Lung Screening Trial Research Team. Results of the two incidence screenings in the National Lung Screening Trial.N Engl J Med.2013;369(10):920–31.

[18] Clinical summary: lung cancer: screening.U.S. Preventive Services Task Force. 2014. https://www. uspreventiveservicestaskforce.org/Page/Document/ClinicalSummaryFinal/lung-cancer-screening.

[19] Wood DE, Kazerooni EA, Baum SL, Eapen GA, Ettinger DS, Hou L, Jackman DM, Klippenstein D, Kumar R, Lackner RP, Leard LE, Lennes IT, Leung ANC, Makani SS, Massion PP, Mazzone P, Merritt RE, Meyers BF, Midthun DE, Pipavath S, Pratt C, Reddy C, Reid ME, Rotter AJ, Sachs PB, Schabath MB, Schiebler ML, Tong BC, Travis WD, Wei B, Yang SC, Gregory KM, Hughes M. Lung Cancer Screening, Version 3. NCCN clinical practice guidelines in oncology.J Natl Compr Cancer Netw.2018;16(4):412–41.

[20] Bindman A.JAMA forum: lung cancer screening and evidence-based policy. JAMA. 2015;313(1): 17–8.

[21] Howlader N, Forjaz G, Mooradian MJ, Meza R, Kong CY, Cronin KA, Mariotto AB, Lowy DR, Feuer EJ. The effect of advances in lung-cancer treatment on population mortality.N Engl J

Med.2020;383(7):640–9.

[22] Volk RJ, Foxhall LE. Readiness of primary care clinicians to implement lung cancer screening programs. Prev Med Rep. 2015;2:717–9.

[23] Liang S, Kegler MC, Cotter M, Emily P, Beasley D, Hermstad A, Morton R, Martinez J, Riehman K. Integrating evidence-based practices for increasing cancer screenings in safety net health systems: a multiple case study using the Consolidated Framework for Implementation Research. Implement Sci. 2016;11:109. https:/ldoi.org/10.1186/s13012–016–0477–4. Erratum in: Implement Sci.2016;11(1):130.PMID: 27485452; PMCID: PMC4970264.

目　录

第1章　肺癌流行现状及危险因素
Epidemiology of Lung Cancer and Risk Factors

Amna Burzić　Helen Morgan　David Baldwin　著

一、肺癌流行现状

在全球，肺癌是排在第二位的常见恶性肿瘤，仅次于女性乳腺癌，并且是恶性肿瘤最主要的死亡原因。世界卫生组织（World Health Organization，WHO）估计，到 2020 年肺癌新发病人数达 221 万，死亡人数达 180 万[1]。尽管肺癌发病率在全球范围内有所下降，但显现出明显的地域多样性和性别差异；因为 80% 的肺癌是由吸烟引起的[2]，这种地域的差异主要与全球各地的烟草流行率相关[3]。

（一）发病率

据估计，到 2020 年肺癌发病人数占总恶性肿瘤发病人数的 11.4%。肺癌发病率在全球显现显著的地域差异（图 1-1）。与欠发达地区相比，越发达的地区肺癌发病率越高（在男性中是 39.0/10 万 vs. 10.3/10 万，在女性中是 18.2/10 万 vs. 4.2/10 万）。全球肺癌发病率最高的地区为波利尼西亚，为 37.3/10 万。北美和欧洲的肺癌占全球肺癌的 1/3[4]。

考虑到开始吸烟和肺癌发生之间的时间间隔，发病率和患病率的变化趋势往往反映了几十年前吸烟模式的变化。在英国，肺癌发病率自 20 世纪 70 年代起一直在下降，然而近年来，这种下降趋势在趋于稳定，过去 10 年肺癌发病率仅上升了 1%。与 1993 年相比，2017 年男性肺癌的发病率下降了约 1/3[5]；然而女性肺癌的发病率几乎增加了 1/3（图 1-2）。在欧洲也是类似的现象，男性的肺癌发病率自 20 世纪 90 年代初以来一直在下降，但女性的发病率持续上升。由于东欧处于吸烟趋势的早期阶段，发病率持续上升[6]。在美国，男性肺癌发病率在

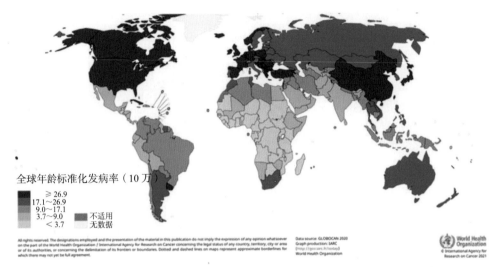

▲ 图 1-1　**2020 年肺癌年龄标准化发病率估计值示意图，包含男性和女性**

经 Cancer Today 许可转载，引自 International Agency for Research on Cancer[1]

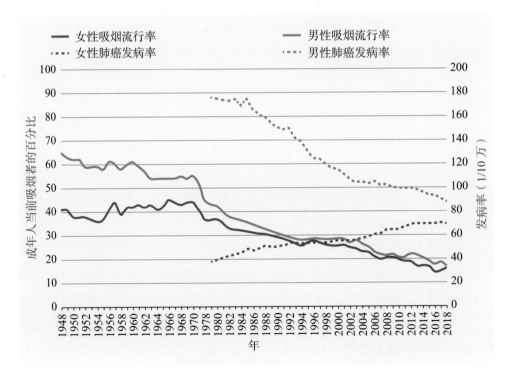

▲ 图 1-2　**1948—2018 年英国吸烟率和肺癌年龄标准化发病率变化趋势**

经许可转载，引自 Cancer Research UK[5]

20 世纪 80 年代达到顶峰，之后缓慢下降（图 1-3）；对于女性来说，大约 20 年后也观察到了同样的趋势[7]。

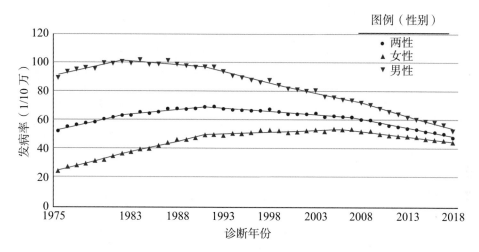

▲ 图 1-3　**1975—2018 年美国肺癌年龄标准化发病率（1/10 万）变化趋势，源自监测、流行病学和最终结果数据库**
经许可转载，引自 SEER Explorer[7]

（二）死亡率

据估计，到 2020 年肺癌死亡人数达 179 万（占全部恶性肿瘤死亡人数的 18%）[4]。肺癌死亡率与发病率密切相关，在全球范围内，发达国家肺癌死亡率高于欠发达国家。较发达国家的肺癌年龄标准化死亡率几乎是最不发达国家的 2 倍（31.6/10 万 vs. 13.7/10 万）[4]。随着吸烟率和肺癌发病率的变化趋势，自 2000 年起男性肺癌死亡率一直显现下降趋势，但在女性人群中肺癌死亡率显现上升的趋势。然而美国却截然不同，女性肺癌死亡率显现下降趋势[8]。

肺癌生存率与发病时肺癌的分期密切相关。2014 年，世界各国肺癌的 5 年年龄标准化生存率为 10%～32.9%，泰国、巴西、保加利亚、印度为 10%，日本为 32.9%；大多数国家肺癌 5 年生存率为 10%～20%。在美国肺癌 5 年生存率为 21.2%，在英国为 13.3%[9]。自 1995 年起肺癌生存率有所提高，但各地区之间显现很大的差异，在美国、加拿大、英国等几个欧美国家，肺癌生存率提高了 5%～10%[10]；中国、韩国的肺癌生存率提高了 10%[9]。

（三）临床分期

不幸的是，大多数肺癌患者在就诊时已是肺癌晚期，这时治疗的目标主要是控制病情，而不是治愈。在美国，肺癌早期患者占 21.5%、中期患者占 21.4%、晚期患者占 50.7%[7]；在英国也是类似的情况，肺癌 Ⅰ 期和 Ⅱ 期患者占 28.9%、Ⅲ 期患者占 21.6%、Ⅳ 期患者占 49.5%。生存率与诊断时的临床分期密切相关，在英格兰肺癌 Ⅰ ～Ⅳ 期患者的 5 年生存率分别为 58.7%、35.5%、13.6% 和 3.4%[11]。在美国，肺癌早期患者 5 年生存率为 57.2%、中期患者为 29.7%、晚期患者为 5.1%[7]。

（四）组织学类型

肺癌的组织学类型主要分为两种：一种是非小细胞肺癌（non-small cell lung cancer，NSCLC），占肺癌患者的 85%；另一种是小细胞肺癌（small cell lung cancer，SCLC），占肺癌患者的 15%。非小细胞肺癌又分为腺癌、鳞状细胞癌和大细胞癌[12]；鳞状细胞癌是最常见的肺癌组织学类型；但从 20 世纪 90 年代起，肺腺癌的发病率一直显现上升趋势，是北美洲、澳洲和日本如今最常见的肺癌类型；主要原因是与吸烟类型的变化（如过滤嘴、低焦油）和遗传易感性有关[6, 13]。

二、肺癌危险因素

（一）人口因素

尽管全球男性的肺癌发病率和死亡率大约是女性的 2 倍，但这种对比主要反映了男性和女性的既往吸烟率不同。相关证据表明，女性可能更容易患肺癌[14]，在不吸烟人群中女性患肺癌的概率高于男性，吸烟史为 40 包年［译者注：包年，即每天吸烟数（每包 20 支烟）× 持续吸烟的年数，例如，1 包年为每天吸 1 包持续 1 年，30 包年为每天吸 1 包持续 30 年或者每天吸 2 包持续 15 年］的女性患肺癌的概率是有同样吸烟史男性的 3 倍[15]；综上所述，女性肺癌的发病率显现上升趋势，而男性发病率显现下降趋势。一般来说，在 20 世纪女性开始吸烟的时间比男性要晚，戒烟行为也晚于男性，这可能是后期女性肺癌发病率达到高峰的原因（图 1-2）。

肺癌发病率随着年龄增长显现上升趋势；无论是男性还是女性，肺癌的中位发病年龄均为 70 岁[14]；肺癌年龄别发病率从 40—64 岁年龄组的 44.3/10 万上升到 65—74 岁年龄组的 258.2/10 万、75 岁以上年龄组为 368.1/10 万[7]。

（二）吸烟

肺癌和吸烟之间的联系已被证实，第一个证据于 20 世纪 50 年代已发表[16]。在欧洲，约有 87% 的男性肺癌和 70% 的女性肺癌是由吸烟引起的[17]；全球各国肺癌发病率的差异有部分原因是由各国吸烟率的不同引起的[4]。在西方，20 世纪 50 年代男性吸烟率有所下降（图 1-2），经过一段时间后，我们发现 20 世纪 70 年代肺癌发病率有所下降；因为女性吸烟率的高峰期出现较晚，所以女性肺癌发病率的高峰期出现得也较晚；因此，一些国家最近才出现女性肺癌发病率的下降[2]。

在一个国家内，社会经济地位（socioeconomic status，SES）不同也显著地影响了人群的吸烟率，一般社会经济地位低的人群更喜欢吸烟。在美国，生活在贫穷地区的人群吸烟率几乎是富人区的 2 倍[18]；在英国，社会经济地位最低的人群吸烟率有 27%，而社会经济地位最高的人群吸烟率只有 8%。这与经济资源最少的人群肺癌发病率较高有关[19]。社会经济地位最低的女性肺癌发病率比社会经济地位最高的女性高 174%，男性也有类似的变化（社会经济地位最低的男性肺癌发病率比社会经济地位最高的男性高 174%）[5]。

戒烟可以大大降低死于肺癌的风险，在年轻人群中效果更明显。对于那些在中年之前戒烟的人来说，患肺癌的风险会降低 90% 以上[2]。研究表明，控烟力度较大的欧洲国家降低了吸烟率，从而肺癌死亡率也有下降。据预测，控烟政策的实施可以使欧洲在 20 年内减少 165 万肺癌病例[20]。

（三）被动吸烟

虽然吸烟是肺癌的最大危险因素，但全球超过 25% 的肺癌患者没有吸烟史[21]。不吸烟的人群患肺癌的占比在增加，从 8.9%（1990—1995 年）上升到 17%（2011—2013 年）[22]；吸烟以外的危险因素，例如接触氡和室内油烟污染并不属于这一群体，这意味着肺癌的病因存在异质性。

通过被动吸烟，非吸烟者可能暴露在香烟烟雾中的致癌物和其他物质中。然而，由于癌症登记处最近才开始收集有关吸烟状况的数据，因此被动吸烟人群肺癌发病率的趋势尚不清楚。Meta 分析得出的结论是，接触大量二手烟的非吸烟者患肺癌的风险约增加 25%[23, 24]。

（四）电子烟

最近几年，电子烟的使用量有所增加；电子烟是通过加热管汽化液体烟盒中的尼古丁和香料而来，使用电子烟的情况各不相同，有些人将电子烟作为一种戒烟的方法，有些人将电子烟与香烟一起使用，还有一些人使用电子烟之前从不吸烟[14]。在美国，2020 年有 1/5 的高中生在使用电子烟；在 18—24 岁使用电子烟的人群中，有 40% 的人之前从不吸烟[25]。电子烟液体中含有多种物质，包括已知和可疑的致癌物。目前，缺乏关于电子烟导致肺癌风险的长期数据。

低温烟（heat not burn，HnB）是通过对烟草使用电子元件加热而不使其燃烧的一种产品，在东南亚比较流行，尤其是日本，目前在 30 个国家获得许可。近几年低温烟使用量在增加，2017 年日本有 2.7% 的人在使用低温烟[26]，2020 年美国高中生有 1.6% 的学生在使用它[25]。低温烟被认为是一种更安全的尼古丁输送方法，但缺乏独立的证据来支持这一说法，而且绝大多数研究是由烟草公司赞助的，使研究结论可能存在潜在偏倚的问题。

（五）空气污染

空气污染的严重程度和成分在地理上有很大差异。汽车尾气、工业生产和燃烧固体燃料造成了空气污染，当地的风俗习惯和气候影响着污染的严重程度及其化学组成物质。发展中国家的空气污染程度往往更严重，部分原因是这些国家燃烧生物燃料[27]。颗粒物（particulate matter，PM）是环境空气污染的重要组成部分，颗粒物是一类致癌物，不同大小的颗粒物带来的危害不同。细颗粒物（$PM_{2.5}$）能够进入肺部深处，同时其表面吸附大量致癌物质，增加了患肺癌的风险[28]。全世界有 3%～5% 的肺癌病例与空气污染有关，其中 50% 以上发生在中国和其他东亚国家[27]。

（六）氡

氡造成的影响可能占肺癌病例的 10%，是不吸烟者最重要的肺癌危险因素[22]；氡是一种放射性气体，是土壤中的铀自然分解的一部分。氡的分解释放出固体放射性物质，可吸入并吸附在支气管上皮，从而增加患肺癌风险。虽然氡的最高浓度在地下工作区域（特别是铀矿），但是氡造成的空气污染在所有环境中都有发生。氡在室外的浓度水平往往较低（5～15Bq/m³），但它可以在室内积累，特别是在通风不良的房间和地下室[29]。吸烟增加了接触氡带来的风险，在氡浓度为 0Bq/m³、100Bq/m³ 和 400Bq/m³ 的不同情况下，不吸烟者 75 岁时患肺癌的风险分别为 0.4%、0.5% 和 0.7%，而吸烟者 75 岁时患肺癌的风险分别为10%、12% 和 16%[30, 31]。

（七）石棉

石棉是一种纤维硅酸盐材料，自 19 世纪以来一直用于建筑工程，自 20 世纪初以来被认为是一种有害物质。在建筑行业（如木匠、水管工和电工）、造船厂和军工厂的工人接触石棉的风险很高。石棉有 6 种类型：温石棉（白色石棉）、铁石棉（棕色石棉）、青石棉（蓝色石棉）、直闪石棉、透闪石石棉和阳起石石棉。最常用的是温石棉，透闪石石棉和阳起石石棉不用于商业产品，但在其他产品中被发现。石棉可以分为两种纤维类型：蛇纹石石棉又称温石棉，具有卷曲的纤维；角闪石类石棉（包括其他五种石棉变体），具有针状纤维[32]。

石棉相关疾病是由吸入石棉纤维引起的，包括肺部和胸膜的恶性和非恶性疾病。角闪石类石棉比蛇纹石石棉具有更大的恶性风险，尽管这两种纤维类型的石棉都是有害的。绝大多数的恶性间皮瘤病例是由石棉引起的，并且全球5%～10% 的肺癌病例也被认为是由石棉引起的[14]。石棉可引发所有组织学类型的肺癌，并与其他病因引起的肺癌难以区分。普遍认为，如果已知有大量石棉接触史，而且从接触石棉到确诊肺癌至少有 10 年，那么认为肺癌可能是由石棉引起的[33]。关于是否必须存在石棉沉着病（如弥漫性实质性肺疾病的证据）才能导致肺癌的发生，存在一些争论。胸膜斑并不会增加患肺癌的风险。目前尚不清楚肺纤维化是否是石棉引起肺癌的先决条件，还是仅仅增加了患肺癌的风险[33]。

接触石棉和吸烟的综合效应是协同效应，而不是相加效应。虽然接触石棉会使患肺癌的风险增加 5 倍，但吸烟仍然是一个更有力的风险因素，将使患肺癌的风险增加约 10 倍。对于吸烟者来说，接触石棉后患肺癌的累积风险增加50 倍[14, 33]。

（八）感染因素

感染引起的慢性炎症与肺癌患病有关；值得注意的是，肺结核（tuberculosis，TB）已被证实是肺癌的危险因素。尽管全世界结核病发病率正以每年约 2% 的速度下降，但仍然导致严重的疾病负担[14, 22]。

人类免疫缺陷病毒（human immunodeficiency virus，HIV）感染也会增加患肺癌的风险，在 HIV 感染阳性者中，肺癌是最常见的非由获得性免疫缺陷综合征（acquired immunodeficiency syndrome，AIDS）导致的恶性肿瘤。尽管在 HIV 感染者中吸烟率很高，但无论是否吸烟，HIV 感染者患肺癌的相对风险都是 2.5[14]。

（九）遗传与家族史

尽管环境因素在肺癌的发生发展中起着非常重要的作用，但是遗传因素也同样重要。在吸烟者中 <20% 的人最终会患肺癌，而从未吸烟者也可能发生肺癌，这表明其他因素也会对肺癌的发生发展有影响[34]。由于家庭成员有共同的暴露史，因此很难确定遗传易感性的程度；然而，有证据表明，有肺癌家族史的人患肺癌的风险会增加，尤其是那些在年轻时就被诊断出肺癌的人。在 69 岁前确诊的肺癌患者中，近 7% 的人有肺癌家族史[35]。

据估计，一级亲属肺癌家族史的人患肺癌的风险将增加 2~3.5 倍，但应该注意的是，肺癌患者的配偶患肺癌的风险也将增加 1.75 倍，这表明肺癌患病风险部分原因是与共同的环境暴露史有关[36]。无论是否吸烟，肺癌患者的兄弟姐妹肺癌患病风险最高[37]；尤其是在 50 岁之前被诊断为肺癌的患者中这种关联性表现最强[35, 37]。

诸多研究在探索与肺癌相关的基因突变，一项 Meta 分析显示，目前有 21 个基因中的 22 个遗传变异与肺癌的发生密切相关。不同种族之间也存在遗传差异，这可能是导致肺癌发病数在不同种族之间存在差异的原因。不同的癌症亚型也与不同的遗传变异有关[34]。一些遗传变异仅在吸烟的肺癌患者中被发现，这表明吸烟和遗传可能存在复合效应；有关研究显示，有肺癌家族史的吸烟者比无肺癌家族史的吸烟者患肺癌的风险增加 1.51 倍，这也支持了上述假设[37]。

结论

虽然多种因素都可能导致肺癌的发生，但吸烟无疑是最重要的危险因素。因此，全球范围内肺癌的发病率与当地的吸烟流行率是一致的。在西方，男性肺癌发病率自 20 世纪 80 年代以来一直在下降，这反映了大约 20 年前这一群体吸烟率在减少；而女性肺癌发病率现在才到达高峰，这是由于女性人群吸烟率后期才降低导致的。随着经济不发达国家吸烟率的持续上升，我们可以观察到这些地区肺癌发病率也在持续上升。虽然吸烟是肺癌的最大风险因素，但从不吸烟者仍会罹患肺癌，并且在我们试图根除肺癌的过程中给我们带来持续的挑战。从不吸烟者罹患肺癌的危险因素尚未明确，可能与遗传易感性相关。今后，确定肺癌高危人群并实施控烟政策对肺癌防治至关重要。

参 考 文 献

[1] Cancer IAfRo. The Global Cancer Observatory—Lung 2021. https://gco.iarc.fr/today/data/factsheets/cancers/15–Lung-fact-sheet.pdf.

[2] Peto R. Smoking, smoking cessation, and lung cancer in the UK since 1950: combination of national statistics with two case-control studies. BMJ. 2000;321(7257):323–9.

[3] Thun M, Peto R, Boreham J, Lopez AD. Stages of the cigarette epidemic on entering its second century. Tob Control. 2012;21(2):96–101.

[4] Sung H, Ferlay J, Siegel RL, Laversanne M, Soerjomataram I, Jemal A, et al. Global Cancer Statistics 2020: GLOBOCAN estimates of incidence and mortality worldwide for 36 cancers in 185 countries. CA Cancer J Clin. 2021;71(3):209–49.

[5] UK CR. Lung cancer statistics. https://www.cancerresearchuk.org/health-professional/cancer-statistics/statistics-by-cancer-type/lung-cancer.

[6] Barta JA, Powell CA, Wisnivesky JP. Global epidemiology of lung cancer. Ann Global Health. 2019;85(1):8.

[7] Surveillance E, and End Results Program. Lung and bronchus long-term trends in SEER age-adjusted incidence rates, 1975–2018. 2021. https://seer.cancer.gov/explorer/appli-cation.html?site=47&data_type=1&graph_type=1&compareBy=sex&chk_sex_1= 1&chk_sex_3=3&chk_sex_2=2&rate_type=2&race=1&age_range=1&hdn_stage= 101&advopt_precision=1&advopt_show_ci=on&advopt_display=1.

[8] Jani C, Marshall DC, Singh H, Goodall R, Shalhoub J, Al Omari O, et al. Lung cancer mortality in Europe and the United States between 2000 and 2017: an observational analysis. ERJ Open Res. 2021;7(4):00311–2021.

[9] Allemani C, Matsuda T, Di Carlo V, Harewood R, Matz M, Nikšić M, et al. Global surveillance of

trends in cancer survival 2000–14 (CONCORD-3): analysis of individual records for 37 513 025 patients diagnosed with one of 18 cancers from 322 population-based registries in 71 countries. Lancet. 2018;391(10125):1023–75.

[10] Arnold M, Rutherford MJ, Bardot A, Ferlay J, Andersson TML, Myklebust TÅ, et al. Progress in cancer survival, mortality, and incidence in seven high-income countries 1995–2014 (ICBP SURVMARK-2): a population-based study. Lancet Oncol. 2019;20(11):1493–505.

[11] England PH. Cancer survival in England: adult, stage at diagnosis, childhood and geographical patterns: NHS Digital. 2021. https://www.cancerdata.nhs.uk/survival/cancersurvivalengland.

[12] Osmani L, Askin F, Gabrielson E, Li QK. Current WHO guidelines and the critical role of immunohistochemical markers in the subclassification of non-small cell lung carcinoma (NSCLC): moving from targeted therapy to immunotherapy. Semin Cancer Biol. 2018;52:103–9.

[13] Lortet-Tieulent J, Soerjomataram I, Ferlay J, Rutherford M, Weiderpass E, Bray F. International trends in lung cancer incidence by histological subtype: adenocarcinoma stabilizing in men but still increasing in women. Lung Cancer. 2014;84(1):13–22.

[14] De Groot PM, Wu CC, Carter BW, Munden RF. The epidemiology of lung cancer. Transl Lung Cancer Res. 2018;7(3):220–33.

[15] Risch HA, Howe GR, Jain M, Burch JD, Holowaty EJ, Miller AB. Are female smokers at higher risk for lung cancer than male smokers? Am J Epidemiol. 1993;138(5):281–93.

[16] Doll R, Hill AB. Smoking and carcinoma of the lung. BMJ. 1950;2(4682):739–48.

[17] Kulhánová I, Forman D, Vignat J, Espina C, Brenner H, Storm HH, et al. Tobaccorelated cancers in Europe: the scale of the epidemic in 2018. Eur J Cancer. 2020;139:27–36.

[18] Prevention CfDCa. Cigarette smoking and tobacco use among people of low socioeconomic status CDC; 2021.

[19] Statistics OoN. Adult smoking habits in the UK: 2019. Cigarette smoking habits among adults in the UK, including the proportion of people who smoke, demographic breakdowns, changes over time and use of e-cigarettes; 2020.

[20] Feliu A, Filippidis FT, Joossens L, Fong GT, Vardavas CI, Baena A, et al. Impact of tobacco control policies on smoking prevalence and quit ratios in 27 European Union countries from 2006 to 2014. Tob Control. 2019;28(1):101–9.

[21] Chapman AM, Sun KY, Ruestow P, Cowan DM, Madl AK. Lung cancer mutation profile of EGFR, ALK, and KRAS: meta-analysis and comparison of never and ever smokers. Lung Cancer. 2016;102:122–34.

[22] Corrales L, Rosell R, Cardona AF, Martín C, Zatarain-Barrón ZL, Arrieta O. Lung cancer in never smokers: the role of different risk factors other than tobacco smoking. Crit Rev Oncol Hematol. 2020;148:102895.

[23] Kim A-S, Ko H-J, Kwon J-H, Lee J-M. Exposure to secondhand smoke and risk of cancer in never smokers: a meta-analysis of epidemiologic studies. Int J Environ Res Public Health. 2018;15(9):1981.

[24] Taylor R, Najafi F, Dobson A. Meta-analysis of studies of passive smoking and lung cancer: effects of study type and continent. Int J Epidemiol. 2007;36(5):1048–59.

[25] Gentzke AS, Wang TW, Jamal A, Park-Lee E, Ren C, Cullen KA, et al. Tobacco product use among middle and high school students—United States, 2020. MMWR. 2020;69(50):1881–8.

[26] Simonavicius E, Mcneill A, Shahab L, Brose LS. Heat-not-burn tobacco products: a systematic

literature review. Tob Control. 2019;28(5):582–94.

[27] Cancer IAfRo. Air pollution and cancer. IARC Sci Publ. 2013;161.

[28] Hamra GB, Guha N, Cohen A, Laden F, Raaschou-Nielsen O, Samet JM, et al. Outdoor partic-ulate matter exposure and lung cancer: a systematic review and meta-analysis. Environ Health Perspect. 2014;122(9):906–11.

[29] Organization WH. Radon and health 2021 [updated 02/02/2021]. https://www.who.int/news-room/fact-sheets/detail/radon-and-health.

[30] Darby S, Hill D, Auvinen A, Barros-Dios JM, Baysson H, Bochicchio F, et al. Radon in homes and risk of lung cancer: collaborative analysis of individual data from 13 European case-control studies. BMJ. 2005;330(7485):223.

[31] radiation Iagoi. Radon and public health. Public Health England; 2009.

[32] center TM. Types of asbestos –chrysotile, actinolite, tremolite & more 2021. https://www.asbestos.com/asbestos/types/.

[33] Klebe S, Leigh J, Henderson DW, Nurminen M. Asbestos, smoking and lung cancer: an update. Int J Environ Res Public Health. 2019;17(1):258.

[34] Wang J, Liu Q, Yuan S, Xie W, Liu Y, Xiang Y, et al. Genetic predisposition to lung cancer: comprehensive literature integration, meta-analysis, and multiple evidence assessment of candidate-gene association studies. Sci Rep. 2017;7(1):8371.

[35] Li X, Hemminki K. Inherited predisposition to early onset lung cancer according to histological type. Int J Cancer. 2004;112(3):451–7.

[36] Jonsson S. Familial risk of lung carcinoma in the icelandic population. JAMA. 2004;292(24):2977.

[37] Coté ML, Liu M, Bonassi S, Neri M, Schwartz AG, Christiani DC, et al. Increased risk of lung cancer in individuals with a family history of the disease: a pooled analysis from the International Lung Cancer Consortium. Eur J Cancer. 2012;48(13):1957–68.

第 2 章　肺癌筛查的健康差异影响因素
Health Disparities in Lung Cancer Screening

Katrina Steiling　Ariella Krones　著

要了解健康差异因素如何与肺癌筛查（lung cancer screening，LCS）相互作用，第一步是要确定肺癌诊断、治疗和死亡之间的差别。健康差异指与健康相关的社会、经济或环境因素之间的差异[1, 2]。健康方面的差异可能发生在种族和民族、性别、性别认同、心理健康、残疾、社会经济地位和地理位置等方面[2]。健康差异也可以在这些方面相互交叉。

黑种人和夏威夷原住民的肺癌发病率差异最高，但死亡率的趋势类似[3]。在2020 年癌症统计评估中，非西班牙裔黑种人男性的肺癌发病率为82.7/10 万，而白种人男性为72.4/10 万，非西班牙裔黑种人男性的肺癌相关死亡率为70.4/10 万，而白种人男性为51.8/10 万[4]。诊断时肺癌所处阶段种族之间也存在差异，41%的黑种人被诊断为ⅠA 期，而白种人为46%[5]。除了诊断时的阶段差异外，与白种人相比，早期黑种人肺癌患者很少接受外科手术[5]。这些研究表明，肺癌种族间死亡率的差异可能部分与早期诊断和早期治疗的差异有关。

除种族差异外，在其他方面也存在健康差异。虽然女性患肺癌的风险总体上比男性低，但与女性相比，男性的肺癌发病率下降更快[3, 6]。与男性相比，女性也更有可能接受早期肺癌组织切除手术[7]。患有严重精神疾病的人，如精神分裂症，死于肺癌的风险更高[8]。还观察到与社会、经济、人口水平有关的巨大差异，受教育程度低的男性患肺癌的死亡率更高[9]。吸烟是肺癌的主要原因，但是肺癌的发病同样与收入水平、教育程度和保险状况有关[10]。

然而，还需要进一步研究，以确定诸如性别认同、地理位置或残疾状况等因素是否与肺癌发病率和结果的差异有关。

一、肺癌筛查中的健康差异情况

影响肺癌诊断率和治疗方式的差异的因素也影响肺癌治疗和预后。包括种族和性别、地点和环境、教育水平、生态状况或保险类型等因素。虽然表面上这些因素之间的关系看起来比较简单［例如，在一些农村地区缺乏计算机断层扫描（computer tomography，CT）仪和肺癌筛查项目］，但其背后的关联和致病因素往往很复杂。

（一）与包括种族和性别在内的患者人口统计学有关的差异

自美国预防服务工作组（United States Preventive Services Task Force，USPSTF）和美国医疗保险和医疗补助服务中心（Centers for Medicare and Medicaid Services，CMS）最初开展肺癌筛查以来，肺癌筛查的比率逐渐增加，但在美国总体上依然很低[11-13]。2016 年，只有 2% 符合条件的人群接受了肺癌筛查[14]。在所有种族中，黑种人患者接受肺癌筛查的程度较低。即使符合筛查标准，黑种人患者接受肺癌筛查的意愿并不高。在一项单中心研究中，37.6% 符合条件的黑种人患者接受了肺癌筛查，而白种人患者的比例为 46%[15]。在一项关于变性人与双性恋人的肺癌筛查率的调查中，变性人虽然几乎同样符合肺癌筛查的条件，但报告参加肺癌筛查的非常少（变性人 2.3%，双性恋人 17.2%）[16]。最后，患有严重精神疾病的患者与肺癌的诊断和治疗有关[17]，其标准化死亡率（standardized mortality ratio，SMR）为 2.2[18]。有数据表明，患有严重精神疾病的人在参加肺癌筛查时，延迟或不随访的风险有时会高出 1.13 倍[19]。以上结果表明，肺癌筛查中的不公平现象也可能同样影响到这一患者群体。

一项 Meta 分析中，只有 45% 的初次肺癌筛查检查结果为阴性或正常的患者会进行年度随访，而持续进行年度肺癌筛查的依从率同样不理想（图 2-1）[12]。值得注意的是，本研究中年度筛查的依从率为 8%～86%，这表明在完成年度筛查方面可能存在统计学差异，可能因临床环境或人口学特征而不同。其他研究结果同样验证了，与白种人相比，黑种人的肺癌筛查后续检查的完成率较低[13]。

除肺癌筛查启动和随访方面的差异外，肺癌筛查纳入标准也可能存在其他差异（图 2-1）。USPSTF 和 CMS 的肺癌筛查指南主要基于年龄和吸烟史[20, 21]。然而，这些指南并没有考虑到与种族、民族、社会经济地位和性别相关的肺癌风险和吸烟情况的差异[22-24]。早期版本的 USPSTF 肺癌筛查资格指南要求更高的累积吸烟量（例如吸烟包年数），最终导致明显的筛查种族差异。具体来说，尽管报告的烟龄较低，但非洲裔美国人的肺癌发病率较高，而且与白种人相比，他们被

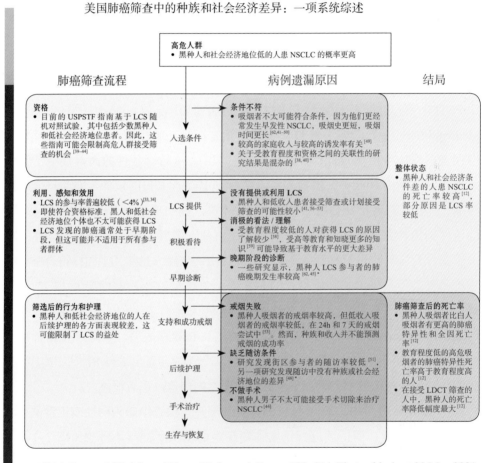

CAA Cancer J Clinlclans, Vdume 71, lssue 4, Pages: 299–314, First publeshect 20 May 2021, DOE: (10.3322/caac.21671)

▲ 图 2-1　肺癌筛查流程

该图显示了系统回顾检索的所有报告结果。* 表示有争议的或不明确的结果。任何没有显示的关联都没有报告，或被我们的搜索所捕获，因此需要进一步研究。LCS. 肺癌筛查；NSCLC. 非小细胞肺癌；LDCT. 低剂量计算机体层摄影（经 Wiley Publishing LLC 许可转载）

诊断为肺癌的年龄也更早[22]。

部分组织已公开最初的肺癌筛查资格标准存在偏倚，包括 USPSTF[21, 25, 26]。此后，USPSTF 发布了更新的指南，将筛查的发病年龄降至 50 岁，将吸烟年限从 30 年降至 20 年，以减少肺癌筛查纳入条件方面的差异[25]。然而，仅仅依靠修改入组条件不可能完全消除差异[23]。此外，这些指南会增加肺癌筛查数量，这符合美国卫生与公众服务部的国家目标[27]，但如果不解决潜在的健康权益不均衡问题，增加肺癌筛查的总体比率，最终可能会加剧因错过或延迟诊断随访测试而产生的不公现象[28]。因此，需要进一步研究以确定向所有人群公平地提供肺癌筛查选择和后续护理的最佳方法。

（二）健康的社会决定因素的作用

健康的社会决定因素（social determinants of health，SDOH）常用于了解影响个人和社区健康的各种因素[29, 30]，因此可以作为一个突破点来理解导致肺癌筛查差异的因素。SDOH 有五个主要领域（图 2-2）。经济稳定领域包括获得安全的住房、就业和适当的健康保护等。教育机会领域包括学习和理解语言的能力，以及健康知识和计算能力。医疗保健机会和质量领域是指定期参与初级保健，以及获得可靠和负担得起的医疗服务。邻里和建筑环境领域包括物理环境的因素，如空气质量、接触二手烟、使用宽带和系统性种族主义的影响。最后，社会和社区背景领域包括了一般的社会支持网络。

在肺癌筛查（LCS）方面，SDOH 与低筛查率有关（图 2-1）。研究表明，经济稳定性和卫生保健领域与肺癌筛查率之间存在关联。收入较低的符合条件的患者不太可能接受肺癌筛查[15, 31]。其他研究也发现了邻里和建筑环境与肺癌筛查率之间的关系。没有保险的人或有政府提供的医疗保险的人[31, 32]，肺癌筛查率较低。肺癌筛查率也有明显的地域性差异，美国南部和西南部的筛查率明显较低[33]。生活在历史上被划定为红线的社区，通常是城市地区，被认定为黑种人的个人不太可能接受肺癌筛查[34]。生活在城市地区的人对肺癌筛查的认识可能比生活在郊区或农村地区的人低[31]，这加剧了基于地理位置的低 LCS 发病率。

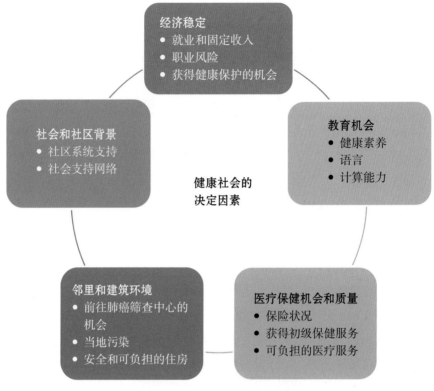

▲ 图 2-2　健康的社会决定因素

该图显示了健康的社会决定因素的五个领域。这五个领域包括经济稳定、教育机会、医疗保健机会和质量、邻里和建筑环境，以及社会和社区背景

二、肺癌筛查的障碍

虽然一些人口因素和 SDOH 与低肺癌筛查率有关，但这种现象可能与获得筛查的途径有关（图 2-1）。这些途径可能体现在卫生政策、卫生保健系统、患者个人或卫生保健提供者的层面上。这些障碍，以及这些障碍之间的相互作用，可能会阻碍人群的肺癌筛查，尤其会对少数族裔人群产生影响[24]。

（一）卫生政策层面上的肺癌筛查障碍

在制订高危标准以确定可能从筛查中受益的患者方面存在局限性，这是公平获取肺癌筛查的一个障碍。高危标准对于选择最高风险人群和减少肺癌筛查的潜在影响非常重要[20]。虽然烟草使用是肺癌的主要危险因素，但目前的肺癌筛查纳入标准并未考虑很多其他的危险因素，包括空气质量、环境、职业暴露或家族史。目前的肺癌筛查指南是基于随机临床试验，通过以吸烟包年数衡量的累积吸烟量来定义肺癌的风险。这种方法虽然考虑了肺癌风险的最大权重（烟草使用），但可能对部分患者产生偏倚，如外部污染暴露、环境烟草烟雾暴露或其他职业暴露的患者，这些患者在累积吸烟包年数较低的情况下具有同等的肺癌风险[3, 22]。

肺癌筛查指南中另一个潜在的选择偏倚来源是临床试验入选者的多样性率低。美国早期的肺癌筛查指南是基于一项随机试验，其中只有约 4% 的黑种人[22, 29]。欧洲最大的肺癌筛查试验最初将女性排除在外，但最终显示纳入的部分女性筛查的获益更大[35]。试验参与者缺乏种族、民族、社会经济和性别的多样性，可能使肺癌筛查的高危标准出现偏倚。两项研究均阐明，基于美国国家肺筛查试验的 LCS 指南排除了黑种人和肺癌风险较高但报告的实际吸烟包年数较低的人群[22, 36]。

（二）卫生系统层面上的肺癌筛查障碍

地理位置偏僻和对肺癌筛查的实际接触少可能也是一些患者进行筛查的障碍。然而，分析城市和农村地区与完成肺癌筛查之间关系的数据是混合的，反而表明其他因素可能与地理环境相互作用，影响筛查率。费城的一项单中心研究显示，黑种人个体的肺癌筛查率较低，而居住在黑种人居多的社区的黑种人个体的筛查率更低[11]。这表明邻里和居住环境因素与完成肺癌筛查之间可能存在复杂的关系。其他数据则突出了农村人口中筛查率较低的风险因素。

在美国，基于地理区域的初始和年度肺癌筛查率存在明显差异[33]，东北部的筛查率最高，西部地区的筛查率最低。筛查率的地理差异与医生的数量、拥有健康保险的个人占比和肺癌筛查设施相关[14, 34, 37-39]。不同地理位置的筛查率的差异不仅与筛查设施有关，与筛查的费用也有关联[37]。

缺乏保健医生也是影响肺癌筛查的重要因素。美国医疗保险和医疗补助服务中心（Centers for Medicare and Medicaid Services，CMS）要求在进行低剂量计算机体层摄影（low-dose computed tomography，LDCT）之前，进行共同决策访视，讨论筛查的潜在受益与危害[20]。这种共同决策通常是在社区卫生服务部门就诊时或讨论常规健康保健时进行的活动。然而，1/4 的患者没有初级保健医生，这可能会影响 LDCT 的效率[40]。据观察，少数族裔和没有医疗保险的患者没有固定的医疗经济来源，这进一步加剧了获得肺癌筛查的不平等[40]。未来的研究需要逐渐优化筛查的最佳方案，以确定符合肺癌筛查的患者，并将他们与医疗服务提供者联系起来，确定肺癌筛查的适宜人群。

（三）在患者层面上的肺癌筛查障碍

虽然少数个例不是造成低肺癌筛查率的原因，但归于患者层面的因素，例如 SDOH，可能会加剧肺癌筛查的不平等现象。了解这些障碍可能会引导我们使用更好的方法来改善肺癌筛查的差异。除了与种族、收入、居住区域有关的低筛查率外[15, 31, 41]，获得医疗保险和保险的状况也与低肺癌筛查率有关[11, 34, 42]。在一项研究中，在肺癌筛查检查的医疗保险支付之前，与需要自费 CT 的患者相比，免费筛查人群完成年度肺癌筛查的比例明显更高[43]。在自费组中，医疗保险支付肺癌筛查检查组的参与者更有可能是受过大学教育的白种人，并且认为癌症风险更高[43]。另一项单中心研究发现，与拥有医疗保险的患者相比，自费筛查的患者错过随访检查的概率是其 6 倍[42]。这些研究表明，肺癌筛查的医疗保险支付在潜在患者完成筛查方面起着重要作用。

患者的语言水平和健康知识可能也是造成肺癌筛查差异的原因之一。CMS 要求在肺癌筛查的决策访视中使用决策助手，患者根据决策助手进行评估[20]。但是，这些材料通常没有英语以外的语言版本，并且经常包含对患者来说具有挑战性的图表和统计解释[44, 45]。在一项研究中，受教育程度较低的患者对自己被筛查的原因了解较少[46]。对肺癌筛查的原因缺乏了解，可能在无意中导致初次筛查或完成年度随访的比例较低。教育水平与吸食烟草之间可能存在关联，最终影响肺癌患病风险[3, 22]。然而，受教育程度较低的患者不太可能符合肺癌筛查指南的高危标准，尽管这些患者的肺癌风险总体上可能较高[47, 48]。

（四）在卫生保健提供者层面上的肺癌筛查障碍

卫生保健提供者的一些因素可能会影响肺癌筛查率[49-51]。这些因素中有许多是实际的障碍，可能限制了卫生保健提供者筛查的能力。这些因素包括缺乏人员和技术来识别符合条件的患者，仓促完成年度筛查任务，以及处理异常的筛查结果（例如偶然的肺结节或与恶性肿瘤有关的结果）[50]。在一项调查中，72% 的受访者与他们的医生讨论过肺癌筛查，但只有 52% 的患者被要求进行测试[49]。虽然造成这一差异的原因尚不清楚，但研究提示，可能与临床工作流程管理相关因素或卫生保健提供者对肺癌筛查保险的了解程度有关。人工智能（artificial intelligence，AI）读片系统发现的肺结节可以提高后续复筛的完成率[52]。类似的方法在肺癌筛查的年度随访完成情况方面有作用。

就 LCS 进行全面的共同决策交流所需的时间和专业知识也可能限制提供者提供平等护理的能力。为患有多种健康问题和（或）获得常规医疗保健的机会有限的患者提供服务的提供者可能会发现这些患者有太多其他急性医疗问题，从而限制了讨论包括 LCS 在内的健康维护主题的可用时间[37]。对符合肺癌筛查条件的患者的初级保健访视记录的定性内容分析表明，共同决策的总体质量很差，很少讨论筛查的潜在危害[53]。尽管 CMS 要求使用决策辅助工具，但在共同决策讨论中并不常使用[53, 54]。在 2022 年 2 月之前，CMS 要求在 LCS 之前进行一次面对面的共同决策访视。此后，CMS 更新了他们的要求，允许为咨询和共同决策进行远程医疗访视。研究表明，通过电话进行共同决策讨论可以减少 LCS 的障碍[55, 56]。

另一个潜在的障碍是卫生保健提供者对 LCS 指南理解不全，再加上这些指南所依据的原始数据确实存在细微差别[57]。在一项调查中，87.9% 的初级保健医生报告称，LDCT 对吸烟者的 LCS 是有用的，40% 的人报告显示 LDCT 对非吸烟者也起重要作用[49]。同样，36.8% 的受访者报告说胸部 X 线片检查也有帮助[49]，尽管这种方法对 LCS 用处不大[58]。这些对 LCS 指南的误解对临床实践有影响，可能导致肺癌筛查率低。例如，虽然目前的指南推荐 LDCT 用于 LCS[20, 21]，但只有 52% 的调查对象接受 LDCT[49]，而 43.1% 的调查对象依然接受胸部 X 线检查。改善医疗提供者对肺癌筛查指南和合格患者人群的教育可能有助于提高肺癌筛查率。

信息偏倚也有可能影响对 LCS 的推荐。信息偏倚是指无意识的态度，但却能影响个人行为[59]，可以通过潜在的关联测试来量化[60]。在 LCS 的背景下，信息偏倚可能与人口统计学因素、SDOH 或与烟草使用有关。然而，信息偏倚对肺癌筛查率的潜在作用尚不清楚，需要进一步研究。

三、克服肺癌筛查中的差异性

在克服肺癌筛查的障碍和减少健康差异方面，有一些归因度较高的措施，但这些措施的效果还没有进行系统的或大规模的论证。在卫生政策层面做出改变，以提高临床试验的公平性，以及标准化数据收集和报告的公平性；通过医疗补助计划等项目改善筛查的保险范围，改善受肺癌影响最大的人群对筛查中心的使用等等。以上措施可以减少 LCS 的障碍和解决筛查中的不平等问题[23]。解决地理障碍的创新方案，如移动筛查车[61]，实际上可能是扩大卫生系统覆盖更多人群的关键。

患者通过自身实际获益从而增加周围人群筛查率是一种有效的方法，可以解决在患者层面上的筛查障碍[62]。患者导航将患者与社区资源联系起来，协助他们进入复杂的卫生系统[63, 64]。这种干预措施已被证明能有效改善其他癌症筛查的获得和诊断结果。据观察，有医疗救助或住房无保障的患者取消肺癌筛查预约的可能性更高，这表明患者导航可能是改善肺癌筛查完成情况的有效干预[42]。

医疗提供者层面改善肺癌筛查障碍的措施包括改善医疗提供者肺癌筛查的教育资源、支持共同决策访视，以及支持将肺癌筛查讨论纳入繁忙的临床日程中[23]。减少信息偏倚的培训和文化上敏感的沟通技巧的潜在作用也是未来研究的趋势[55, 56]。

总之，虽然所有符合条件的患者的总体肺癌筛查率仍然很低，但初次筛查和筛查随访的比例较低与种族、性别、严重精神疾病、社会经济地位和地理因素有关。肺癌筛查的障碍在多个交叉领域发挥作用，包括在卫生政策、卫生系统、患者个人和卫生保健提供者的层面。阻碍肺癌筛查的因素很复杂，可能在多个不同的层面上相互影响。在影响筛查率的医疗保健差异得到解决之前，通过 LDCT 进行肺癌筛查作为降低人群肺癌死亡率的愿景就不可能完全实现。

参考文献

[1] Disparities | healthy people 2020. [Cited 2022 Jan 28]. https://www.healthypeople.gov/2020/about/foundation-health-measures/Disparities.

[2] HHS action plan to reduce racial and ethnic health disparities. https://www.minorityhealth.hhs.gov/

assets/pdf/hhs/HHS_Plan_complete.pdf.

[3] Stram DO, Park SL, Haiman CA, Murphy SE, Patel Y, Hecht SS, et al. Racial/ethnic differences in lung cancer incidence in the multiethnic cohort study: an update. J Natl Cancer Inst. 2019;111(8):811.

[4] Siegel RL, Miller KD, Jemal A. Cancer statistics, 2020. CA Cancer J Clin. 2020;70(1):7–30.

[5] Soneji S, Tanner NT, Silvestri GA, Lathan CS, Black W. Racial and ethnic disparities in earlystage lung cancer survival. Chest. 2017;152(3):587–97.

[6] Jemal A, Miller KD, Ma J, Siegel RL, Fedewa SA, Islami F, et al. Higher lung cancer incidence in young women than young men in the United States. N Engl J Med. 2018;378(21):1999–2009.

[7] Balekian AA, Wisnivesky JP, Gould MK. Surgical disparities among patients with stage I lung cancer in the National Lung Screening Trial. Chest. 2019;155(1):44–52.

[8] Bradford DW, Goulet J, Hunt M, Cunningham NC, Hoff R. A cohort study of mortality in individuals with and without schizophrenia after diagnosis of lung cancer. J Clin Psychiatry. 2016;77(12): e1626–30.

[9] Siegel R, Ward E, Brawley O, Jemal A. Cancer statistics, 2011. CA Cancer J Clin. 2011;61(4):212–36.

[10] Delva J, Tellez M, Finlayson TL, Gretebeck KA, Siefert K, Williams DR, et al. Cigarette smoking among low-income African Americans: a serious public health problem. Am J Prev Med. 2005;29(3):218–20.

[11] Lake M, Shusted CS, Juon HS, McIntire RK, Zeigler-Johnson C, Evans NR, et al. Black patients referred to a lung cancer screening program experience lower rates of screening and longer time to follow-up. BMC Cancer. 2020;20(1):561.

[12] Lin Y, Fu M, Ding R, Inoue K, Jeon CY, Hsu W, et al. Patient adherence to lung CT screening reporting & data system-recommended screening intervals in the United States: a systematic review and meta-analysis. J Thorac Oncol. 2022;17(1):38–55.

[13] Kunitomo Y, Bade B, Gunderson CG, Akgün KM, Brackett A, Cain H, et al. Racial differences in adherence to lung cancer screening follow-up: a systematic review and meta-analysis. Chest. 2022;161(1):266–75.

[14] Pham D, Bhandari S, Pinkston C, Oechsli M, Kloecker G. Lung cancer screening registry reveals low-dose CT screening remains heavily underutilized. Clin Lung Cancer. 2020;21(3):e206–11.

[15] Steiling K, Loui T, Asokan S, Nims S, Moreira P, Rebello A, et al. Age, race, and income are associated with lower screening rates at a safety net hospital. Ann Thorac Surg. 2020;109(5):1544–50.

[16] Stowell JT, Parikh Y, Tilson K, Narayan AK. Lung cancer screening eligibility and utilization among transgender patients: an analysis of the 2017–2018 United States behavioral risk factor surveillance system survey. Nicotine Tob Res. 2020;22(12):2164–9.

[17] Flores EJ, Park ER, Irwin KE. Improving lung cancer screening access for individuals with serious mental illness. J Am Coll Radiol. 2019;16(4 Pt B):596–600.

[18] Tran E, Rouillon F, Loze JY, Casadebaig F, Philippe A, Vitry F, et al. Cancer mortality in patients with schizophrenia. Cancer. 2009;115(15):3555–62.

[19] Núñz ER, Caverly TJ, Zhang S, Glickman ME, Qian SX, Boudreau JH, et al. Adherence to follow-up testing recommendations in US veterans screened for lung cancer, 2015–2019. JAMA Netw Open. 2021;4(7):e2116233.

[20] NCA—screening for lung cancer with low dose computed tomography (LDCT) (CAG-00439N)—decision memo. [Cited 2022 Jan 28]. https://www.cms.gov/medicare-coverage-database/view/ncacal-

decision-memo.aspx?proposed=N&NCAId=274.

[21] Krist AH, Davidson KW, Mangione CM, Barry MJ, Cabana M, Caughey AB, et al. Screening for lung cancer: US preventive services task force recommendation statement. J Am Med Assoc. 2021;325(10):962–70.

[22] Aldrich MC, Mercaldo SF, Sandler KL, Blot WJ, Grogan EL, Blume JD. Evaluation of USPSTF lung cancer screening guidelines among African American adult smokers. JAMA Oncol. 2019;5(9): 1318–24.

[23] Patricia Rivera M, Aldrich MC, Henderson LM, Cardarelli R, Carter-Harris L, Crothers K, et al. Addressing disparities in lung cancer screening eligibility and healthcare access. An offi-cial American Thoracic Society statement. Am J Respir Crit Care Med. 2020;202(7):E95–112.

[24] Sosa E, D'Souza G, Akhtar A, Sur M, Love K, Duffels J, et al. Racial and socioeconomic disparities in lung cancer screening in the United States: a systematic review. CA Cancer J Clin. 2021;71(4): 299–314.

[25] Davidson KW, Mangione CM, Barry MJ, Cabana MD, Caughey AB, Davis EM, et al. Actions to transform US preventive services task force methods to mitigate systemic racism in clinical preventive services. JAMA. 2021;326(23):2405–11.

[26] Lin JS, Hoffman L, Bean SI, O'Connor EA, Martin AM, Iacocca MO, et al. Addressing racism in preventive services: methods report to support the US Preventive Services Task Force. J Am Med Assoc. 2021;326(23):2412–20.

[27] Increase the proportion of adults who get screened for lung cancer—C-03—healthy people 2030 | health.gov. [Cited 2021 Dec 17]. https://health.gov/healthypeople/objectives-and-data/browse-objectives/cancer/increase-proportion-adults-who-get-screened-lung-cancer-c-03.

[28] Horn DM, Haas JS. Expanded lung and colorectal cancer screening—ensuring equity and safety under new guidelines. N Engl J Med. 2022;386(2):100–2. https://doi.org/10.1056/NEJMp2113332.

[29] Sources for data on SDOH | social determinants of health | CDC. [Cited 2021 Dec 6]. https://www.cdc.gov/socialdeterminants/data/index.htm.

[30] Social determinants of health (SDOH). [Cited 2021 Dec 6]. https://catalyst.nejm.org/doi/full/10.1056/CAT.17.0312.

[31] Carter-Harris L, Slaven JE, Monahan PO, Shedd-Steele R, Hanna N, Rawl SM. Understanding lung cancer screening behavior: racial, gender, and geographic differences among Indiana long-term smokers. Prev Med Rep. 2018;10:49–54.

[32] Zahnd WE, Eberth JM. Lung cancer screening utilization: a behavioral risk factor surveillance system analysis. Am J Prev Med. 2019;57(2):250–5.

[33] Okereke IC, Nishi S, Zhou J, Goodwin JS. Trends in lung cancer screening in the United States, 2016–2017. J Thorac Dis. 2019;11(3):873–81.

[34] Poulson MR, Kenzik KM, Singh S, Pavesi F, Steiling K, Litle VR, et al. Redlining, structural racism, and lung cancer screening disparities. J Thorac Cardiovasc Surg. 2022;163(6):1920–1930.e2.

[35] de Koning HJ, van der Aalst CM, de Jong PA, Scholten ET, Nackaerts K, Heuvelmans MA, et al. Reduced lung-cancer mortality with volume CT screening in a randomized trial. N Engl J Med. 2020;382(6):503–13.

[36] Fiscella K, Winters P, Farah S, Sanders M, Mohile SG. Do lung cancer eligibility criteria align with risk among Blacks and Hispanics? PLoS One. 2015;10(11):e0143789.

[37] Wang GX, Baggett TP, Pandharipande PV, Park ER, Fintelmann FJ, Percac-Lima S, et al. Barriers to lung cancer screening engagement from the patient and provider perspective. Radiology. 2019;290(2):278–87.

[38] Kale MS, Wisnivesky J, Taioli E, Liu B. The landscape of US lung cancer screening services. Chest. 2019;155(5):900–7.

[39] Tailor TD, Choudhury KR, Tong BC, Christensen JD, Sosa JA, Rubin GD. Geographic access to CT for lung cancer screening: a census tract-level analysis of cigarette smoking in the United States and driving distance to a CT facility. J Am Coll Radiol. 2019;16(1):15–23.

[40] Levine DM, Linder JA, Landon BE. Characteristics of Americans with primary care and changes over time, 2002–2015. JAMA Intern Med. 2020;180(3):463–6.

[41] Japuntich SJ, Krieger NH, Salvas AL, Carey MP. Racial disparities in lung cancer screening: an exploratory investigation. J Natl Med Assoc. 2018;110(5):424–7.

[42] Shin D, Fishman MDC, Ngo M, Wang J, LeBedis CA. The impact of social determinants of health on lung cancer screening utilization. J Am Coll Radiol. 2022;19(1 Pt B):122–30.

[43] Wildstein KA, Faustini Y, Yip R, Henschke CI, Ostroff JS. Longitudinal predictors of adherence to annual follow-up in a lung cancer screening programme. J Med Screen. 2011;18:154–9.

[44] Haas K, Brillante C, Sharp L, Elzokaky AK, Pasquinelli M, Feldman L, et al. Lung cancer screening: assessment of health literacy and readability of online educational resources. BMC Public Health. 2018;18(1):1356.

[45] Gagne SM, Fintelmann FJ, Flores EJ, McDermott S, Mendoza DP, Petranovic M, et al. Evaluation of the informational content and readability of US Lung Cancer Screening Program Websites. JAMA Netw Open. 2020;3(1):e1920431.

[46] Hall DL, Lennes IT, Carr A, Eusebio JR, Yeh GY, Park ER. Lung cancer screening uncertainty among patients undergoing LDCT. Am J Health Behav. 2018;42(1):69–76.

[47] Li CC, Matthews AK, Rywant MM, Hallgren E, Shah RC. Racial disparities in eligibility for low-dose computed tomography lung cancer screening among older adults with a history of smoking. Cancer Causes Control. 2019;30(3):235–40.

[48] Han SS, Chow E, Ten Haaf K, Toumazis I, Cao P, Bastani M, et al. Disparities of national lung cancer screening guidelines in the US population. JNCI J Natl Cancer Inst. 2020;112(11):1136.

[49] Raz DJ, Wu GX, Consunji M, Nelson R, Sun C, Erhunmwunsee L, et al. Perceptions and utilization of lung cancer screening among primary care physicians. J Thorac Oncol. 2016;11(11):1856–62.

[50] Simmons VN, Gray JE, Schabath MB, Wilson LE, Quinn GP. High-risk community and primary care providers knowledge about and barriers to low-dose computed topography lung cancer screening. Lung Cancer. 2017;106:42–9.

[51] Triplette M, Kross EK, Mann BA, Elmore JG, Slatore CG, Shahir S, et al. An assessment of primary care and pulmonary provider perspectives on lung cancer screening. Ann Am Thorac Soc. 2018;15(1):69–75.

[52] Singh H, Koster M, Jani C, Rupal A, Walker A, Khoory J, et al. Nodule net: a centralized prospective lung nodule tracking and safety-net program. Respir Med. 2022;192:106737.

[53] Brenner AT, Malo TL, Margolis M, Elston Lafata J, James S, Vu MB, et al. Evaluating shared decision making for lung cancer screening. JAMA Intern Med. 2018;178(10):1311–6.

[54] Nishi SPE, Lowenstein LM, Mendoza TR, Lopez Olivo MA, Crocker LC, Sepucha K, et al. Shared

decision-making for lung cancer screening: how well are we "sharing"? Chest. 2021;160(1):330–40.

[55] Tanner NT, Banas E, Yeager D, Dai L, Hughes Halbert C, Silvestri GA. In-person and telephonic shared decision-making visits for people considering lung cancer screening: an assessment of decision quality. Chest. 2019;155(1):236–8.

[56] Fagan HB, Fournakis NA, Jurkovitz C, Petrich AM, Zhang Z, Katurakes N, et al. Telephonebased shared decision-making for lung cancer screening in primary care. J Cancer Educ. 2020;35(4):766–73.

[57] Khairy M, Duong DK, Shariff-Marco S, Cheng I, Jain J, Balakrishnan A, et al. An analysis of lung cancer screening beliefs and practice patterns for community providers compared to academic providers. Cancer Control. 2018;25(1):1073274818806900.

[58] Oken MM, Hocking WG, Kvale PA, Andriole GL, Buys SS, Church TR, et al. Screening by chest radiograph and lung cancer mortality: the prostate, lung, colorectal, and ovarian (PLCO) randomized trial. JAMA. 2011;306(17):1865–73.

[59] Maina IW, Belton TD, Ginzberg S, Singh A, Johnson TJ. A decade of studying implicit racial/ethnic bias in healthcare providers using the implicit association test. Soc Sci Med. 2018;199:219–29.

[60] Greenwald AG, McGhee DE, Schwartz JLK. Measuring individual differences in implicit cognition: the implicit association test. J Pers Soc Psychol. 1998;74(6):1464–80.

[61] Crosbie PA, Balata H, Evison M, Atack M, Bayliss-Brideaux V, Colligan D, et al. Implementing lung cancer screening: baseline results from a community-based 'lung health check' pilot in deprived areas of Manchester. Thorax. 2019;74(4):405–9.

[62] Meade CD, Wells KJ, Arevalo M, Calcano ER, Rivera M, Sarmiento Y, et al. Lay navigator model for impacting cancer health disparities. J Cancer Educ. 2014;29(3):449–57.

[63] Paskett ED, Katz ML, Post DM, Pennell ML, Young GS, Seiber EE, et al. The Ohio Patient Navigation Research Program: does the American Cancer Society patient navigation model improve time to resolution in patients with abnormal screening tests? Cancer Epidemiol Biomark Prev. 2012;21(10):1620–8.

[64] Freund KM, Battaglia TA, Calhoun E, Darnell JS, Dudley DJ, Fiscella K, et al. Article impact of patient navigation on timely cancer care: the Patient Navigation Research Program. J Natl Cancer Inst. 2014;106(6):dju115.

第 3 章　肺癌筛查的最佳实践
Best Practices in Lung Cancer Screening

Carey C. Thomson　Humberto Choi　Jorge Ataucuri-Vargas
Peter Mazzone　Jonathan Li　Andrea B. McKee　Teresa Giamboy　著

一、肺癌筛查的证据基础

(一)概述

肺癌筛查主要应用于无症状但有患癌风险的个体中,目的在于早期发现肺癌,而成功的筛查可以降低肺癌死亡率。目前专家们已经评估了几种筛查方法。早期的一些研究评估了胸部 X 线片(chest radiography,CXR)和痰细胞学检查是否能作为潜在的肺癌筛查模型[1-3]。然而,计算机断层扫描(computer tomography,CT)技术的发展提高了检测可疑小肿瘤的敏感性,这为低剂量计算机体层摄影(low-dose computed tomography,LDCT)用于肺癌筛查的评估奠定了基础。

我们将在本章讨论筛查的利与弊及其证据基础,包括评估痰细胞学和胸部 X 线片的相关研究、LDCT 观察性和随机性临床试验以及与共同决策、成本效益、戒烟和非肺结节诊断相关的证据基础。

(二)衡量筛查的利与弊

理想的癌症筛查模型应具有方法便捷、价格便宜、易于接受并且风险低的优点。筛查方法应具有高灵敏度和低假阴性率的特点,从而使筛查造成的危害最小化[4]。有证据表明,早期发现的癌症治疗更加成功。

癌症筛查的益处可以用绝对风险降低率(absolute risk reduction,ARR)、相对风险降低率(relative risk reduction,RRR),或为防止不良结果(如死亡率)

所需的筛查人数（number needed to screen，NNS）来表示[5]。

当评估筛查方法是否有效时，理想的指标是癌症特异性死亡率，其他指标包括癌症检出率、分期转移、检测阶段、生存率和总死亡率。

但是由于研究注入了前置时间偏倚（早期发现无症状癌症延长了患者意识到该疾病的时间，但不影响死亡率）、长度 – 时间偏倚（通过筛查检测出不成比例的惰性癌症）以及对筛查结果的过度诊断偏倚，所以使用生存率指标来评估筛查模型的有效性并不可靠[4]。

潜在的筛查危害包括：①进行筛查试验所产生的并发症（如与放射相关的恶性肿瘤）；②假阳性结果和随后的评估造成的身体伤害和心理影响；③对本不会影响健康的肿瘤的过度检测和随之而来的过度治疗；④本可避免的与筛查相关的成本浪费（个人或社会的实际成本或机会成本）[5]。

（三）筛选模式

1. 胸部 X 线片和痰细胞学检查

肺癌筛查最先评估的方法是胸部 X 线片和痰细胞学检查。在 20 世纪 60 年代末，美国国家癌症研究所（National Cancer Institute，NCI）成立了一个"早期肺癌合作小组"，开展了几个随机临床试验来评估了胸部 X 线片和痰细胞学对肺癌筛查的有效性。这些随机对照试验包括约翰斯·霍普金斯大学的研究、纪念斯隆 – 凯特琳癌症中心的研究和 Mayo 肺项目。在这些试验中，所有志愿者的年龄都在 45 岁以上并有吸烟史。志愿者被随机分配到时间间隔不同的 CXR 对照组 vs. CXR– 痰细胞学联合筛查组。约翰斯·霍普金斯大学的研究招募了 10 386 人，并进行了为期 8 年的随访。纪念斯隆 – 凯特琳癌症中心的研究招募了 10 040 名男性参与者，并进行了 5～8 年的随访。Mayo 肺项目招募了 10 933 名男性门诊患者，他们在随机分组和 5 年随访之前均接受了基线胸部 X 线片和痰细胞学检查。在对照组和筛查组中，除了 Mayo 肺项目研究显示筛查组的 5 年生存率（40%）高于对照组（15%），其余试验中两者生存率和肺癌死亡率相似。痰细胞学在 LCS 评估中并未显示出效果[3, 6, 7]。这些研究由于缺乏真正的控制因素而变得很难解释。

在前列腺、肺、结直肠和卵巢（prostate, lung, colorectal, and ovarian, PLCO）

随机试验中，CXR 作为肺癌筛查模型的作用得到了更有效的评估。1993—2001 年，该研究招募了 154 901 名参与者，年龄在 55—74 岁。干预组接受为期 4 年的年度 CXR 检查，而对照组则接受常规医疗护理。随访 13 年的肺癌年发病率，干预组为 20.1/10 000，常规护理组为 19.2/10 000。两组间的肺癌死亡率相似。因此，每年使用 CXR 进行肺癌筛查并不能降低肺癌死亡率[8]。

上述研究代表了对有效的肺癌筛查模式的早期探索。不幸的是，尽管生存率有所提高，但没有一项试验能够显示肺癌死亡率的降低。

2. 低剂量计算机体层摄影

观察性研究

早期的 LDCT 筛查研究是来自美国和日本的观察性队列研究（表 3–1）。早期肺癌行动项目（Early Lung Cancer Action Project，ELCAP）是一项观察性的单中心队列研究。1993—1998 年，该研究共招募了 1000 名 60 岁以上、每年吸烟至少 10 包、适合接受手术的无症状志愿者。每个志愿者均进行了基线 LDCT 和 CXR 检查，以评估结节检出率、恶性程度及分期。2.7% 的志愿者均在基线 LDCT 检查中检测出肺癌，而仅 0.7% 的志愿者通过基线 CXR 检测出肺癌。其中基线 LDCT 检测的 27 例肺癌中有 26 例可以通过手术切除[10]。

国际 ELCAP（international ELCAP，I-ELCAP）研究是一项多中心队列研究，该项目进一步扩展了 ELCAP 项目的研究发现，1993—2005 年，该研究招募了 31 567 名年龄≥40 岁并因吸烟史、二手烟暴露和职业暴露（石棉、铍、铀和氡）而导致患癌风险升高的无症状志愿者。该研究对每个入组个体进行基线 LDCT 检查，然后每年平均进行 27 456 人次 LDCT 筛查。研究的评价指标是 LDCT 检测到的 I 期肺癌患者的 10 年肺癌特异性生存率。最后有 484 名参与者被诊断为肺癌，其中 85% 为临床 I 期肺癌，这个亚组中的患者 10 年生存率为 88%[11]。作为参考，2003 年美国最大的癌症登记处，即美国国家癌症研究所的监测、流行病学和最终结果数据库（surveillance，epidemiology，and end results，SEER）登记处，报告了术后病理 I 期癌症患者的 8 年生存率为 75%[12]。

ELCAP 和 I-ELCAP 研究都显示，筛查到的肺癌主要通过早期 LDCT 检查发现，而与国家登记处相比，研究中显示的 I 期肺癌生存率更高。

一项来自日本的基于人群的 LDCT 筛查研究招募了 5480 名志愿者（55.4% 为

表 3-1 LDCT 观察性研究

研究	时间/地点	样本大小（登记的患者人数）	纳入标准 年龄	纳入标准 吸烟史：吸烟包年数（PY）	结果	筛选方法	基线筛查肺癌检出率	I期	幸存率
ELCAP*	1992 年/美国	1000	>60 岁	>10PY	小结节	LDCT	2.70%	85%	—
I-ELCAP[+]	1993 年/美国、欧洲、中国、以色列、日本	31 567	>40 岁；现在/既往/的二手烟暴露史（其中 16% 从不吸烟）		恶性肿瘤检测	CXR	0.70%	57%	
					10 年肺癌特异性生存率	LDCT	1.28%	85%	80%（10 年）
ALCA[++]	1993 年/日本	1611	40—75 岁；14% 从不吸烟		筛查出肺癌存活率	LDCT	0.81%		
						CXR	0.31%	78.6%	71%（5 年）
						痰细胞学	0.25%		
Sone 等[9]	1996 年/日本	5480	40—74 岁；55.4% 从不吸烟	10%＜50 岁	10 年存活率	LDCT	1.04%（基线和重复 LDCT 筛查）	83%	86.2%（10 年）
						痰细胞学	0.02%		

*. 早期肺癌行动项目；+. 国际早期肺癌行动项目；++. 抗肺癌协会项目

LDCT. 低剂量计算机体层摄影；CXR. 胸部 X 线片

[译者注：吸烟包年数，即每天吸烟包数（每包 20 支烟）×持续吸烟的年数，例如，1 包年为每天吸 1 包持续 1 年，30 包年为每天吸 1 包持续 30 年或者每天吸 2 包持续 15 年]

从不吸烟者）。志愿者在 1996 年进行了基线 LDCT 检查，然后在 1997—1998 年再次进行了 LDCT 筛查。结果在志愿者中检测出 63 例肺癌（80.7% 为病理Ⅰ期），其中通过 LDCT 检出肺癌 57 例，10 年肺癌特异性生存率为 86.2%[9]。

抗肺癌协会（Anti-Lung Cancer Association，ALCA）项目是一项将 1682 名志愿者纳入单组的观察性研究。每个志愿者每 6 个月进行一次 LDCT、CXR 和痰细胞学检查。在首次筛查中检测到的 14 例肺癌患者中，57% 患者为 LDCT 检出，10% 患者为 LDCT 和 CXR 共同检出，7% 为痰细胞学检查检出，21% 患者为3 种方法共同检出为病理Ⅰ期。筛查出的肺癌的 5 年生存率为 76.2%[13]。

这些观察性研究为 LDCT 应用于肺癌筛查的潜在效力提供了早期证据。LDCT 的肺癌检出率高于 CXR 和痰细胞学检查，并具有检测早期疾病的能力。由于这些研究为观察性研究，所以他们无法将肺癌死亡率作为评估指标。

3. 随机临床试验

(1) 美国国家肺筛查试验：美国国家癌症研究所（NCI）赞助了美国国家肺筛查试验（National Lung Screening Trial，NLST），这是一项具有里程碑意义的随机对照临床试验，该试验在 2002—2004 年招募了 53 454 名志愿者，共有 33个美国医疗中心参与其中。其研究目的是确定与 CXR 筛查相比，LDCT 筛查高危人群是否可以降低肺癌特异性死亡率。志愿者包括年龄在 55—74 岁、每年吸烟≥30 包且在过去 15 年内有过吸烟史的现在或既往吸烟的人。志愿者每 3 年进行一轮 LDCT 或 CXR 筛查，中位随访时间为 6.5 年[14]。

LDCT 组对 3 年筛查方案的依从性为 95%，而 CXR 组为 93%。前一组有高达 39.1%、后一组有 16.0% 的志愿者至少有一个阳性筛查结果（肺结节≥4mm）。在 LDCT 组随访的人群中，每年每 10 万人中有 247 人死于肺癌，而在 CXR 组随访的人群中，每年每 10 万人中有 309 人死于肺癌。这与 LDCT 组肺癌特异性死亡率降低 20% 相对应。

LDCT 组总死亡率（1877 例死亡）比 CXR 组（2000 例死亡）低 6.7%。与CXR 筛查组（941 例肺癌，31.1% 为病理Ⅰ期）相比，LDCT 组（1060 例肺癌，50% 为病理Ⅰ期）肺癌发病率更高，这与 LDCT 更高的早期肺癌检出率有关。从随访 6.5 年的数据上来看，想要避免 1 例肺癌患者死亡，那么 LDCT 筛查所需的人群基数为 320 人，而在 12.3 年的延长随访中为 303 人[15]。NLST 事后分析显示，黑种人个体的肺癌死亡率降低最明显[16]。

NLST 是第一个显示与 CXR 相比，LDCT 组肺癌死亡率显著降低的随机临床试验。这些结果促成了专业组织临床指南、实践参数和保险覆盖范围的全面变革。实施基于 NLST 入选资格标准的全国 LDCT 筛查，每年可避免 1.8 万人过早死亡[17, 18]。

(2) 欧洲随机肺癌筛查试验：除 NLST 以外，欧洲也进行了几项随机临床试验，包括将在单独部分讨论的 NELSON 试验。欧洲的 7 项试验招募了 36 000 名志愿者，使用 LDCT 作为筛查干预、常规护理（无筛查）作为对照[19]。这些试验合为一组，被称为欧洲随机肺癌筛查试验（European Randomized Lung Cancer Screening Trial，EUCT）。

EUCT 的目的是在对照组中进行至少 170 300 人的年度随访后，合并他们的数据。最后根据肺癌风险、依从性将有 90% 的把握证明肺癌死亡率至少降低 25%[20]。

欧洲随机临床试验包括：荷兰 - 比利时肺癌筛查试验（Nederlands-Leuvens Longkanker Screenings Onderzoek，NELSON）、早期肺癌的检测和筛查与 Novel 成像技术试验（Detection and Screening of Early Lung Cancer with Novel Imaging Technology，DANTE）、丹麦肺癌筛查试验（Danish Lung Cancer Screening Trial，DLCST）、意大利肺癌筛查试验（Italian Lung Cancer Screening Trial，ITALUNG）、多中心意大利肺检测（Multicentric Italian Lung Detection，MILD）、英国肺癌筛查（UK Lung Cancer Screening，UKLS）和德国肺癌筛查干预试验（German Lung Cancer Screening Intervention Trial，LUSI）。

与无筛查组相比，EUCT 共享一个 LDCT 筛查组，并且只招募现在或既往吸烟的高危人群。NELSON、DLCST、LUSI 和 UKLS 均采用了结节体积管理协议[21-24]。

EUCT 研究设计在合格标准、招募方法、对照组干预、结节评估方法、阳性扫描识别和筛查扫描间隔等方面与 NLST 不同（表 3–2）[25]。

单独看，除了 NELSON 外，大多数 EUCT 试验没有显示出 LDCT 组与对照组的肺癌死亡率的差异[19]。

EUCT 的一些研究发现和不同之处包括：MILD 试验表明，年度 LDCT 与两年一次 LDCT 筛查的灵敏度、特异度、阳性预测值（positive predictive value，

表 3-2　LDCT 随机临床试验

研究	位置	登记患者（筛查/对照组）	年龄（岁）	吸烟史：吸烟包年数（PY）	随访时间	筛选间隔和持续时间	基线描述阳性结节：阳性（+），阴性（-）
NLST	美国	26 722（LDCT）26 732（CXR）	55—74	现在或既往吸烟者>30PY，戒烟<15年	6.5年（扩展到12.3年）	3年一次筛选	（+）非钙化结节≥4mm，腺病，积液；（-）结节<4mm
NELSON	荷兰、比利时	7915（LDCT）7907（无筛查）	50—74	现在或既往吸烟者>15PY，戒烟<10年	10年	4轮筛选：基线后间隔1、2、2.5年	（+）固体>500mm³，胸膜基>10mm 或 VDT<400天，3个月CT；（-）<50mm³ 或 VDT>600天
DANTE	意大利	1264（LDCT）1186（每年临床回顾）	60—74（仅限男性）	现在或既往吸烟者>20PY，戒烟<10年	4年	5年一次筛查	（+）光滑固体≥10mm、针状固体>6mm；GGO≥10mm；（-）≤5mm光滑或钙化固体
DLCST	丹麦	2052（LDCT）2052（无筛查）	50—70	现在或既往吸烟者>20PY，戒烟<10年	10年	5年一次筛查	（+）>15mm 或 可疑形态（-）<5mm或良性特征
ITALUNG	意大利	1613（LDCT）1593（无筛查）	55—69	现在或既往吸烟者>20PY，戒烟<10年	7年	4年一次筛查	（+）固体≥5mm，非固体≥10mm；（-）固体<5mm，非固体<10mm

（续表）

研究	位置	登记患者（筛查/对照组）	年龄（岁）	吸烟史：吸烟包年数（PY）	随访时间	筛选间隔和持续时间	基线描述阳性结节：阳性（+），阴性（-）
MILD	意大利	1190（年度LDCT）1186（两年一次的LDCT）1723（无筛查）	49—75	现在或既往吸烟者>20PY，戒烟<10年	10年	5年一次筛查和3年两次的联合筛查	(+) >250mm³ (−) <60mm³
UKLS	英国	2000（LDCT）2000（无筛查）	50—75	5年内患肺癌风险的5%	10年	一次筛选	(+) 500mm³，胸膜基>10mm 或 VDT <400天 (−) <15mm³，胸膜基≤3mm
LUSI	德国	2029（LDCT）2023（无筛查）	50—69	现在或既往吸烟者>15PY，戒烟<10年	8.89年	5年一次筛查	(+) >10mm 或 VDT≤400天 (−) <5mm 或 VDT >600天

NLST. 美国国家肺筛查试验；NELSON. 荷兰 - 比利时肺癌筛查试验；DANTE. 早期肺癌的检测和筛查与 Novel 成像技术试验；ITALUNG. 意大利肺癌筛查试验；MILD. 多中心意大利肺癌筛查试验；UKLS. 英国肺癌筛查；LUSI. 德国肺癌筛查干预试验；DLCST. 丹麦肺癌筛查试验；LDCT. 低剂量计算机体层摄影；CXR. 胸部 X 线片；VDT. 体积倍增时间；GGO. 磨玻璃影

译者注：吸烟包年数，即每天吸烟包数（每包 20 支烟）× 持续吸烟的年数，例如，1 包年为每天吸 1 包持续 1 年，30 包年为每天吸 1 包持续 30 年或者每天吸 2 包持续 15 年

PPV）和阴性预测值（negative predictive value，NPV）相同[26]。德国肺癌筛查干预试验（LUSI）发现，接受 LDCT 筛查的女性的肺癌死亡率有所降低[23]。英国肺癌筛查（UKLS）使用了基于风险的预测模型来选择志愿者（Liverpool 肺项目风险模型版本 2），并且采用基于 CT 容积的方案来管理筛查中发现的肺结节[24]。

(3) 荷兰 - 比利时肺癌筛查试验（NELSON）：该筛查试验始于 2000 年，是一项以欧洲人群为基础的随机对照试验。其目的是确定 LDCT 筛查是否能降低肺癌死亡率。该试验招募了 15 792 名志愿者（84% 为男性），年龄在 50—75 岁，现在或既往吸烟（戒烟时间<10 年），每天吸烟>15 支且吸烟史>25 年，或者每天吸烟>10 支且吸烟史>30 年[27, 28]。筛查组每隔 1 年、2 年、2.5 年共进行 4 轮 LDCT 筛查，而对照组未接受筛查（常规护理）。采用基于体积和生长的结节管理方案来确定结节管理计划。阳性检测结果定义为结节体积>500mm³ 或体积倍增时间<400 天（根据 50～500mm³ 结节的 3 个月随访 CT 评估）（表 3-3）。

在男性队列中，9.2% 的 LDCT 检查结果不明确（结节 50～500mm³），这就需要重复进行 CT 检查以计算体积倍增时间，然后才能标记最终测试筛查结果。结果中 2.1% 的 LDCT 检查呈阳性，需要进一步检查，最后筛查发现了 203 例肺癌（58.6% 为 I A 期或 I B 期，52% 为腺癌亚型）。阳性预测值为 43.8%，过度诊断率为 8.9%。

在 10 年的随访中，与对照组相比，筛查组的男性肺癌死亡率降低了 24%，女性的肺癌死亡率降低了 33%。总体死亡率没有差异，尽管该研究没有能力评估这一特殊结果[29]。与男性相比，女性的肺癌死亡率降低率更高，但在登记人群中（16% 为女性）的比例较低，这意味着该研究并没有发现性别上的显著差异。

NELSON 是在 NLST 之前进行的第二项强有力的试验，旨在为接受 LDCT 肺癌筛查的高危患者降低肺癌死亡率。

（四）患者选择

选择的最佳肺癌筛查对象可以最大限度地提高肺癌筛查的效益，并减少了潜在的危害。NLST 的纳入标准是肺癌筛查对象选择标准的初始框架。一些专业组织根据 NLST 的资格标准推出了 LCS 标准（表 3-4）。然而，与 2002—2004 年美国关于烟草使用情况的人口调查中，与该调查依据 NLST 资格标准纳入的人

表 3–3　与 NELSON 相比，NLST 患者的人群特征、结节管理和筛查间隔时间		
	NLST	**NELSON**
合格标准		
年龄（岁）	55—74	50—74
吸烟状况	现在或既往吸烟者>30 包年，戒烟<15 年	吸烟者每天吸烟>15 支，烟龄>25 年，或者 每天吸烟>10 支，烟龄>30 年；戒烟<10 年
男性（%）	59	83.5
筛选间隔	3 年一次筛查	4 轮筛选：基线后的间隔时间：1 年、2 年和 2.5 年
结节评估	二维卡尺测量	三维体积分析
结节管理 阳性结节	+：（+）非钙化结节≥4mm，腺病，积液	+：（部分）实性结节体积>500 或 50~500mm^3，VDT^a<400 天，3 个 月重复 CT
随访（年）	6.5 年（计划）/12.3^b 年（延期）	10
筛选所需的数量	320^c /303^b	133

NLST. 美国国家肺筛查试验；NELSON. 荷兰 – 比利时肺癌筛查试验

a. 体积倍增时间

b. 延长随访时间

c. 根据计划的中位 6.5 年的随访时间。通过延长的随访时间计算（12 年）[15]

群相比，NLST 纳入的人群更年轻，受教育程度更高，而且更有可能是既往吸烟者，且少数族裔人口代表不足，4.4% 为黑种人，1.7% 为西班牙裔或拉丁裔[18]。Pinksy 等研究发现，如果依据 NLST 纳入标准，那么在被诊断为肺癌的个体中，只有 27% 的人有资格接受肺癌筛查[30]。NLST 资格标准的限制致使美国国家综合癌症网络（National Comprehensive Cancer Network，NCCN）和美国胸外科协会（American Association of Thoracic Surgery，AATS）指南纳入了与肺癌相关的其他危险因素，以明确将从 LCS 和 LDCT 中受益的高风险人群的纳入标准。另外还开发了几种风险预测模型来评估肺癌风险［如前列腺、肺、结直肠和卵巢（PLCO$_{2012}$）模型］。

	年龄（岁）	吸烟史（吸烟包年数）	戒　烟	筛选间隔	额外的建议
					表 3–4　专业协会对肺癌筛查的建议
USPSTF（2021）	50—80	≥20	<15 年	年度	一旦一个人 15 年没有吸烟，或出现严重限制预期寿命的健康问题，或有进行治愈性肺部手术的能力或意愿，就应该停止筛查
ACCP（2021）	50—80	≥20	<15 年	年度	建议使用经过验证的临床风险预测模型、预期寿命估计值或寿命年计算值，以评估基于年龄和吸烟史的合格标准之外的人的净收益
CMS（2014）[a]	55—77	≥30	<15 年	年度	需要共同决策访视
NCCN（2019）[a]	55—74	≥30	<15 年	年度	20 包年，年龄>50 岁，以及其他危险因素
ACS（2013）[a]	55—74	≥30	<15 年	年度	
AATS（2012）[a]	55—79	≥30		年度	20 包年，年龄>50 岁，5 年内风险≥5%
	50—79	>20			

ACCP. 美国胸科医师协会；ACS. 美国癌症学会；CMS. 美国医疗保险和医疗补助服务中心；NCCN. 美国国家综合癌症网络；USPSTF. 美国预防服务工作组；AATS. 美国胸外科协会业协会
a. 目前正在修订中的建议

　　一项对随机临床试验（包括 NELSON 试验和 NLST）和建模研究的系统回顾，促使美国预防服务工作组（United States Preventive Services Task Force，USPSTF）扩大了推荐的 LCS 资格标准。建模研究被委托给癌症干预和监测建模网络（Cancer Intervention and Surveillance Modeling Network，CISNET）来确定最佳筛查年龄范围、筛查间隔、不同筛查策略的利弊，包括基于风险因素的策略（如年龄、包年吸烟史），与修正版本的多变量风险预测模型的比较[31]。

　　更新后的 USPSTF 推荐的资格标准包括 50—80 岁，有 20 包年吸烟史，现在吸烟或在过去15年内戒烟的成年人[32]。与2014年USPSTF推荐的LCS标准相比，更新标准将使符合筛查条件的个体总数增加约86%，非西班牙裔白种人和非西班牙裔黑种人增加77%[33,34]。

一旦筛查个体15年没有吸烟，或出现严重限制预期寿命的健康问题，或有进行治愈性肺部手术的能力或意愿，就应该停止筛查[32]。肺癌筛查过程中如果意外发现除癌外的其他疾病—共存病。那么其数量和严重程度将会导致个人层面上筛查利弊的失衡，而这一点很难定义[35,36]。

有学者已经评估了肺癌风险或LCS受益预测计算器的使用情况，以确定符合筛查条件的人群范围[37,38]。最新的美国胸科医师学会（American College of Chest Physician，ACCP）肺癌筛查指南建议使用有效的临床风险预测模型［如肺癌死亡风险评估工具（Lung Cancer Death Risk Assessment Tool，LCDRAT）、PLCOM$_{2012}$模型、Bach模型］和预期寿命估计或寿命年模型［如通过CT计算获得的生命年模型（Life Years Gained From Screening-CT，LYFS-CT）］来评估那些净受益高的个体，以便提供LDCT年度肺癌筛查[39]。

（五）潜在危害的证据

肺癌筛查的潜在危害主要来自于检查方法的性能和/或筛查结果的信息管理，其中以筛查发现的肺结节管理最为显著，其他潜在的危害包括累积辐射暴露、筛查结果过度诊断、假阳性筛查结果及患者自身心理负担。

关于肺癌筛查中LDCT辐射相关恶性肿瘤的潜在风险存在大量的争论。学者们已经做出了许多评估，但结果各不相同。一项研究估算了每年LDCT导致辐射相关肺癌的终身超额相对风险值：50岁吸烟女性为0.85%，50岁吸烟男性为0.23%[40]。

过度诊断是指肺癌筛查检测出一种不会导致个体产生症状或危害的肺肿瘤[41]。这可能是因为被查出的肿瘤相当惰性，或者因为患者个体有大量的共存病（他们在癌症发生之前可能就已经死亡了）。在NLST中，过度诊断率约为18.5%，在延长至11.3年的随访中降至3.1%[15]。一项基于2项低偏倚风险的LCS随机临床试验的Meta分析发现，筛查检测到的肺癌中有49%是过度诊断[42]。如果被纳入筛查的个体有更严重的共存病，那么过度诊断对其的影响程度可能会更高。

LCS 的假阳性结果可能导致筛查进行进一步的检查，包括侵入性检查。一项研究发现，在 LCS 研究中，基线筛查的假阳性率为 7.9%～49.3%。这种差异是由阳性结果的不同定义（如结节大小阈值）和不同的结节管理方案（基于直径和基于体积）所致[34]。假阳性率往往随着随后的筛查次数而下降。NLST（基于直径的结节管理方案）在前两轮中的假阳性率约为 27%，在第三轮中下降至 16.8%[28]。NELSON 试验（基于体积的结节管理方案）的假阳性率在基线时为 19.8%，在第 1 年下降到 7.1%，男性在第 3 年下降到 9.0%，在第 5.5 年下降到 3.9%。

在 NLST 中，报告的阳性结果导致 1.7% 的筛查者进行了侵入性操作[14, 43]。一项研究估计，23.4% 因假阳性结果所致的侵入性手术可以通过使用肺部 CT 筛查报告和数据系统（Lung CT screening reporting & data system，Lung-RADS）标准来预防[44]。

肺癌筛查有可能对扫描结果不确定的个体造成短期心理负担，但是这种心理负担似乎不会持续存在（＞6 个月）[45]。

（六）在肺癌筛查中共享了决策证据

共同决策（shared decision-making，SDM）访视提供了一个机会来讨论关于 LCS 的好处及潜在的危害和不确定性[35, 38, 46]。美国医疗保险和医疗补助服务中心（CMS）要求在患者接受 LDCT 筛查之前，对患者进行咨询和 SDM 访视[47]。SDM 访视的要素包括确定患者资格标准、LCS 的利弊信息（包括使用决策辅助工具）、沟通 LCS 年度坚持的重要性以及戒烟咨询。

SDM 访视的质量参差不齐。最近一项针对 266 名 LCS 参与者的横断面研究发现，多达 1/3（33.6%）的患者在筛查方面有一些决策缺陷[48]。共有 41.4% 的患者正确回答了 LCS 知识问题。非白种人和识字程度较低的患者关于 LCS 的知识水平较低。总体而言，教育材料和决策辅助工具的使用率较低（30.7%）。尽管大多数患者（66.3%）正确地认为戒烟是降低肺癌风险的最有效方法，但近 1/3 的患者表示，筛查才是降低肺癌死亡率的最佳方法。另一项研究发现，在 SDM 访视 1 个月后，关于 LCS 的益处和危害的知识保留率有所下降，但仍高于 SDM 前的访视水平[49]。在相关研究中，SDM 访视中的参与者和医疗提供者都倾向于高估益处，而低估危害[48, 50, 51]。

（七）对肺癌筛查的成本效益

一项使用比较建模方法的成本 – 效果研究中分析了最新的 2021 年 USPSTF 肺癌筛查建议。CISNET 肺工作组独立开发和验证的四个微模拟模型被用于评估人群水平的健康效益和成本。将更新的 2021 年 USPSTF LCS 资格标准与 6 个替代标准进行了比较，包括之前的 2013 年 USPSTF LCS 资格标准。每个质量调整生命年（quality-adjusted lifeyear，QALY）的支付意愿门槛为 10 万美元，用于定义一种具有成本效益的筛查模式。与 2013 年 USPSTF 建议相比，2021 年 USPSTF LCS 建议更具成本效益（其中女性的成本效益最高），并正式将预期寿命纳入资格标准[52]。

（八）吸烟和肺癌筛查

吸烟是与肺癌发展风险相关的最重要且可改变的危险因素，而参与 LDCT 筛查为烟草治疗提供了机会。戒烟干预措施是肺癌筛查项目的一个重要组成部分[38]。然而，在肺癌筛查环境中，戒烟的结果有所不同[53, 54]。

将患者纳入 LDCT 筛查的戒烟项目中可导致戒烟率（30%）升高[55]。在 NELSON 和 DLCST 试验中分析的吸烟习惯在对照组和干预组之间没有差异，但戒烟率（17%）高于没有戒烟干预的一般人群（3%～7%）[54, 56, 57]。在对 NLST 队列进行的一项术后分析中，在 LDCT 组和 CXR 组中对最近吸烟和最近戒烟的人来说，假阳性筛查结果的报告与戒烟率的升高有关，但反复报告阳性筛查结果后，戒断率会达到一个平台期。相反，对戒烟者来说，阴性的筛查结果和高水平的戒烟动力有关。值得注意的是，那些接受假阳性结果的个体在 5 年的随访中戒烟率水平不变[58]。

（九）非肺结节表现

非肺结节疾病的发现率取决于阳性结果如何定义。当定义不受限制时，高达 94% 的 LDCT 筛查会发现异常非结节病[59]。非肺结节病变包括：动脉粥样硬化（冠状动脉钙化）、胸主动脉瘤、肺气肿、肺肿胀、骨质减少 / 骨质疏松、甲状腺结节 / 肿块、肾上腺结节 / 肿块、肝和肾结节 / 肿块、乳腺病、纵隔病变和胸膜疾病。

最常见的非结节病发生在呼吸系统（肺气肿）和心血管系统（冠状动脉钙化）。大多数非结节病是不需要干预的，但仍有小部分人需要专业咨询（15%）和进一步的检测（13%）。严重的非肺癌疾病，例如冠状动脉疾病（coronary artery disease，CAD）和其他器官的癌症在筛查过程中是可以被检测出来的。通过 LCS 发现的严重冠状动脉钙化的患者中，有 20.5% 在管理（主要是医疗管理和压力测试）方面发生了变化[60]。因此每个项目应根据已发布的指南，确定谁应负责管理在 LCS 中发现的非肺结节病[38, 61]。

（十）证据需求

除去 LDCT 作为肺癌筛查有效工具的明确益处外，我们还需进一步讨论其他一些可能获益的领域。例如，选择高危人群和筛查过程的最佳方法，包括进行 SDM 访视的最佳方式，如何将戒烟纳入 LCS，以及如何确保随访和年度筛查的依从性，另外还需要进一步研究如何最大限度地减少差异，如何为保险不足的人和农村地区的人提供筛查和高质量的结节管理。

确定具有非吸烟危险因素（如氡暴露、家族史、职业暴露、生物质燃料、二手烟暴露、肺衰竭）的患者受益于 LCS 的情况仍在研究中。我们开发了一个包括从不吸烟的患者的预测模型：$PLCO_{all2014}$ [62]。计算出的从不吸烟患者的风险低于阈值，但是无论是否存在其他危险因素，筛查潜在受益仍大于潜在危害[62]。

未来优化 LDCT 筛查的潜在辅助工具主要包括人工智能（AI）和放射组学。一项使用人工智能的研究显示，在队列中，假阳性率下降了 11%，假阴性率下降了 5%[63-65]。超低剂量计算机体层摄影筛查的应用进展可能会降低放射相关恶性肿瘤的风险[66]。

（十一）结论

基于 LDCT 的筛查已被证明可以降低肺癌高危个体的肺癌死亡率。了解支持筛查益处的证据和识别筛查的潜在危害将有助于在临床实践中实施高质量的筛查。

二、肺癌筛查项目中的质量指标

医疗保健措施可以衡量医疗保健机构对患者和人群的护理表现。在地方层面的癌症筛查项目中，采用标准化的相关措施来确定筛查项目的范围和有效性是至关重要的，它使项目能够随着时间的推移跟踪其性能、参照同行或行业标准进行基准测试，并对当地质量改进计划的优缺点进行评估。在国家层面上，这使我们能够更好地了解总体趋势和差异，并能够在不同的地区或卫生系统之间进行比较。重要的是，随着医疗保健支付系统从按服务收费转向基于医疗用途收费，国家层面可以通过与可靠的保健机构进行协作、经由统一的质量措施管理，允许将这些筛查项目纳入支付者和机构之间基于互相激励的质量合同中，以提高患者的护理质量。

（一）在开发肺癌筛查的质量指标方面面临的挑战

医疗保健效果数据和信息集（Healthcare Effectiveness Data and Information Set，HEDIS）是由美国国家质量保证委员会（National Committee for Quality Assurance，NCQA）开发的工具，用于为医疗保健业绩衡量制订标准。这是美国管理式医疗行业中使用最广泛的一组业绩度量标准。虽然结直肠癌、乳腺癌和宫颈癌筛查措施已被纳入 HEDIS 中（因此在美国被广泛采用），但肺癌筛查没有[67]。造成这个的原因有很多。测量肺癌筛查率的一个重大挑战（例如，通过 LDCT 筛查的合格人群的比例）是，肺癌筛查率的人口分母是基于有准确的关于患者吸烟史的数据，包括吸烟包年数，及与戒烟日期有关的时间，这些数据是通过不同方式获得并记录在电子病例中的。相比之下，上述 HEDIS 中的其他三种癌症筛查措施仅基于年龄阈值和性别（针对乳腺癌和宫颈癌），而没有进一步的限定条件。在缺乏可靠的患者吸烟史数据的情况下，在卫生系统中测量肺癌筛查率的任何尝试都将具有误导性。目前，各国专家尚未就是否应将肺癌筛查纳入 HEDIS 达成共识。虽然支持者认为，这将激励人们对吸烟史进行更全面的讨论和记录，从而增加合格的筛查人群，但有人担心，共同决策的细微差别，特别是关于过度检测的危害，将会被这种绩效指标的问责制所掩盖[68]。即便如此，讨论仍倾向于开发一种 HEDIS 措施，以提高肺癌筛查的使用率。

（二）关于肺癌筛查项目质量测量的专家共识

尽管存在许多挑战，但开发出一项肺癌筛查的标准化质量指标仍势在必行，目的是确定符合条件的筛查对象，并评估筛查患者的项目质量（与后期随访完成度有关）。因此，开发出一个支持评估和报告筛查流程、方法和质量指标的系统至关重要。这将在下文详细讨论。关于这两种需求最全面的专家共识来自国家肺癌圆桌会议的实施战略任务小组（Implementation Strategies Task Group，ISTG）。多学科的 ISTG 回顾了现有的证据和实践经验，在符合 NCQA 关于质量指标开发标准的基础上，就与胸部 CT 肺癌筛查过程和结果相关的合理质量指标达成共识。通过这个正式的多步骤过程，该小组确定了 6 个肺癌筛查质量指标，达到了专家共识，具体如下[69]。

1. 筛查适当性：根据美国预防服务工作组（USPSTF）的标准，完成 LDCT 肺癌筛查并符合筛查条件的个体的百分比。

2. 戒烟：参加 LDCT 筛查的当前吸烟人数的百分比。

3. 符合随访建议 Lung-RADS 1 类 / 2 类：符合肺癌 LDCT 扫描筛查条件、确定完成 LDCT 检查且存在肺部 CT 筛查报告和数据系统（Lung-RADS）1 类或 2 类诊断、并完成下一年度 LDCT 筛查检查的个体百分比。

4. 符合随访建议 Lung-RADS 3 类：完成 LDCT 肺癌筛查检查并被确定为 Lung-RADS 3 类结节且在 6 个月（±2 个月）时复查 LDCT 的个体百分比。

5. 符合随访建议 Lung-RADS 4 类：完成 LDCT 扫描肺癌筛查检查并被确定为 Lung-RADS 4 类结节且在 3 个月（±6 周）时复查 LDCT 或进行额外诊断评估的个体百分比。

6. 相关结果的评估：从肺癌患者在 LDCT 筛查检查中发现 Lung-RADS 4B 类或 4X 类肺结节或肿块到诊断为肺癌的时间。

为了衡量肺癌筛查的这六种质量指标，必须在当地建立一个人口健康管理系统。该健康管理系统应支持开发患者登记系统，以轻松识别符合条件的患者，并跟踪患者在项目中的进展。现有的 LDCT 肺癌筛查项目可以有效地与当地人口健康管理资源局合作，为这一人群提供数据管理和外展能力，既扩大符合筛查条件的人群，又减少成功筛查后需要持续筛查或监测的患者的漏检（"随访损失"）。采用基于筛查率和随访完成率的标准质量指标将允许评估当地、区域、国家和付款人的绩效趋势，并最终有助于推动患者护理的改进。

（三）国家对筛查率、差异和目标的研究趋势

国家癌症研究所癌症趋势进展报告旨在量化通过研究和改善医疗保健服务

来降低癌症死亡率的进展。肺癌是被检测和报道的五种最常见的癌症之一。本报告根据 2013 年 USPSTF 指南通过国家健康访谈调查估算了全国肺癌筛查率，这是一项由美国国家疾病预防控制中心（Center for Disease Control and Prevention，CDC）于 2010—2015 年进行的大型全国面对面调查。但这种调查方法存在严重的局限性，因为被调查的患者可能高估或低估了他们一生的吸烟史，并且可能不知道胸部 CT 是用于筛查还是诊断（两者都是），但这是目前可获得的关于肺癌筛查率的最佳数据。根据这项调查，近期估计（2015 年）是 4.5%（95% CI 2.8～7.2）符合条件的美国成年人在前一年使用 CT 进行了肺癌筛查，但是种族差异很大，非西班牙裔白种人筛查率为 4.9%（95% CI 3.0%～8.0%），非西班牙裔黑种人筛查率为 1.7%（95% CI 0.6～5.0），西班牙裔筛查率为 0.7%（95% CI 0.1～4.6）[70]。通过由美国卫生与公众服务部领导的"健康人民 2030 倡议"（Healthy People 2030 Initiative）提出，其目标是在 2030 年之前，将所有美国成年人的这一比例提高到 7.5%[71]。要实现这样一个雄心勃勃的目标，就需要在地方层面关注质量指标，准确量化符合条件的人群，并推动提供者与患者就 CT 肺癌筛查的重要作用进行更多的共同决策对话。

三、组织与治理

多学科指导委员会可以作为一个强大的联盟来指导项目的开发，提供一个论坛来建立共识，并促进以团队为基础来克服项目实施的障碍[72]。

（一）指导委员会管理 CT 肺筛查项目

改变是困难的，需要做出改变的人越多，就越难实现。肺癌筛查（LCS）项目开发是一项团队运动，没有一个单独的学科能够单独完成。指导委员会应该是多学科的，包括临床医生、管理人员和来自呼吸科、病理科、放射和肿瘤内科、胸外科和放射科的相关工作人员。这种学科结构得到了领导层和专业学会的广泛支持[72]。

指导委员会的成员应该利用他们的专业能力来倡导患者、发展项目，并用他们的政治能力来支持实施。建立一个指导性纲领可以为 LCS 项目的实施和发展提供支持，完成这一使命需要一个强大的联盟来指导项目的发展，提供一个建立共识的论坛，并共同努力克服项目实施中的障碍。Lahey 医院和医疗中心（Lahey Hospital and Medical Center, LHMC）"LCS 救援肺救援生命"计划（Rescue Lung Rescue Life LCS program）的以下任务是在项目实施之前制订的，可作为这类任务的一个例子（表 3-5）[73]。

表 3-5　Lahey 医院和医疗中心 CT 肺癌筛查项目任务

- 通过负责任的 CT 肺癌筛查，早期发现肺癌，挽救生命
- 鼓励政府为负责任的 CT 肺癌筛查建立报销机制
- 鼓励其他卓越的肺癌治疗中心提供负责任的免费 CT 肺癌筛查，直到 CMS 建立报销机制
- 打破肺癌风险人群面临的偏见
- 提高公众对负责任的肺癌筛查拯救生命的力量的认识
- 提供一个探索相关研究问题的平台

（二）程序设计

指导委员会应建立项目组织[72]。筛查计划组织的建立将取决于机构的类型、可用的资源、人口以及筛查计划的范围和广度。在许多情况下，肺癌筛查项目是被嵌入到已存在的肺癌和肺结节诊所中。指导委员会将评估最适合他们的机构。

肺癌筛查项目可以是集中的、分散的，也可以是集中模型和分散模型组成的一个混合结构，工作人员将根据该组织结构负责管理志愿者和与项目相关的数据[73]。集中的项目要求服务提供者将他们的志愿者转诊到项目中，由项目工作人员进行共同决策（SDM）访视，安排 LCS CT，跟踪并管理研究结果以及项目的质量和结果指标。去中心化项目是专门设计来经济有效地克服 SDM 的障碍，而不限制筛选[73, 74]。初级保健医生（PCP）是预防性保健专家，他们是让志愿者参与到所有 SDM 过程中的最佳人选。为了支持他们的 SDM 过程，LCS 项目应确保 PCP 和志愿者了解 LCS 的标准、风险和益处，以及获得 LCS 研究和管理所必需的过程。混合项目通常依赖于 PCP 进行 SDM 访视，并指导研究；而项目工作人员会跟踪项目和参与者的筛查结果数据和指标。

志愿者和服务提供者应获得书面、电子和口头交流形式的决策辅助工具。他

们应该可以在注册前的多个时间点通过电话、电子邮件和电子病历（electronic medical record，EMR）访问知识渊博的项目人员。项目人员应收集和评估与项目志愿者、项目过程和结果相关的数据，以确保高质量的 LCS 和管理。

（三）服务提供者继续教育

在实施 LCS 方案之前，指导委员会应为当地的医疗提供者团体开展广泛的继续医学教育活动。一个成功的项目将需要卫生系统内外的服务提供者和项目专家之间进行多次面对面的会议，以确保提供者精通他们在 SDM 过程中的角色。多学科指导委员会应编写用于指导提供者的文献，并将其发送给每个有询问患者资格的转诊提供者。文献内容应包括肺癌筛查的证据基础、项目资格要求、已证实和理论上的筛查风险、CT 筛查过程的机制（包括如何安排检查，以及可用的戒烟资源的告知）。项目应评估在电子健康档案中实施"最佳实践警报"（best practice alert）的可行性，以帮助提供者确定符合筛查条件的高危人群。项目人员应定期与初级保健小组进行面对面的会议，以确保参与的持续性；在肺癌筛查领域发生重大事件之后，项目人员也应与初级保健小组进行面对面的会议。医疗提供者团体绩效的个人计分卡也有助于提供者在以下领域将其筛查指标与基础平均值进行比较：推荐人数、合格人数、检测到的癌症检出率和阶段、戒烟率，以及他们推荐进行筛查但从未参加检查的患者的病例记录编号[73]。

（四）社区外展

以小组会议为中心的社区外展也是提高肺癌筛查参与度的有效策略。指导委员会成员可以在老年社群、退伍军人团体、军事基地、专业货运协会、半专业体育赛事、扶轮社、商会、健康博览会、癌症步行和肺部宣传活动的区域理事会上提供演示。在临床办公室或医院环境之外的中立环境中开展这些社区教育外展活动，可以提高家人和朋友在患者家庭环境中对筛查的风险和益处的认识，并通过促进与"可信任的其他人"的对话进一步支持 SDM 进程[75]。

（五）测量结果

与乳腺 X 线片筛查相似，指导委员会制订的常规质量指标评估对于及时应对潜在的机会或缺陷是必要的。在上文中提出的质量指标是程序质量指标的实例[69]。表 3-6 是指导委员会每年或每季度可以遵循的指标的另一个实例，具体如下[76]。

表 3-6　质量指标和护理升级

访问	放射学	无创性程序
• 参考数量[1]	• Lung-RADSTM 类别[3]	• 呼吸科咨询[2]
• 合格数量	• S 阳性[3]	• PET-CT
• 扫描数量	• 冠状动脉钙化[3]	**有创性程序**
• 注册数量	• 肺气肿[3]	• 经皮活检
• 失访数量	**癌症检出率**	• 支气管镜活检
• 推荐来源	• 阶段	• 手术
吸烟	• 组织学	• 良性疾病
• 现在吸烟的数量	• 假定[4]	
• 既往吸烟的数量		
• 戒烟人数[1]		
• 复吸人数[1]		

1. 提供者给出的总数
2. 如何了解项目
3. 放射科医生给出的总数
4. 正电子发射体层摄影（positron emission tomography，PET）阳性，增长和多学科共识

（六）研究监督

临床研究是 LCS 未来发展的必要条件。与学术中心相关的指导委员会应与专门的研究委员会合作，以批准临床研究计划和行业间的研究伙伴关系。

四、导航

（一）概述

引导患者走向健康之旅的过程是复杂的，其中可能包括各种不同的方法，但目的都是为了更好地护理患者。不同的方法包括了来自不同利益相关者的专业知识，而这些利益相关者可能来自不同的部门，甚至是不同的组织，但它们都有一个共同的目标，即协调对患者的护理，并通过医疗保健系统来观察他们。患者导

航员可以通过医疗保健系统协助患者获得医疗护理并帮助他们克服个人障碍[77]。各种障碍都可能会影响患者寻求预防性保健的愿望，而导航则是成功消除弱势人群差异的工具[78]。在肺癌筛查的过程中，导航可以通过多途径得以应用，因为这项预防性保健是多过程和多步骤的，而所有的过程和步骤中都有导航患者的机会。导航的目标是减少患者的负担，并通过协调和沟通提供及时的护理[79]。导航有助于为患者连接筛查过程中的方方面面，这增加了患者对护理的愿望和坚持，因为他们在整个过程中得到了最直接的支持和帮助。

（二）基于办公室 / 部门的导航

一旦患者被确定符合肺癌筛查的资格，在与医疗护理机构的共同决策讨论后，他们将直接在指导下进行肺癌CT筛查。如果在转诊办公室中有患者导航员，则该导航员可以作为流程的推动者。导航员的任务可能包括协助保险授权、安排LDCT、与患者沟通、完成放射科要求的任何必要表格，并确保医疗护理机构接收到筛查结果以便及时处理。

初级保健或专科办公室级别导航的挑战在于大量患者且每个患者都有的无数需求。考虑到普通患者群体中多发病的复杂性、实践过程中的一些未知变化以及分流给患者的大量任务，这其实并不是一个经常应用的模型[80]。研究表明，患者在离开办公室后仅能回忆起医护人员与他们讨论的少数内容，这一点进一步偏离了护理标准的要求[81]。部门的导航还带来了另外的挑战，因为医疗机构和执行机构可能使用不同的电子病例（EMR），而这些系统之间并无交流，电子病历在疾病监测和预防功能方面具有令人难以置信的潜力，然而，它需要一个复杂的平台来实现准确性和全面性[82]。肺癌筛查结果接收时效可能会影响恶性肿瘤或其他意外发现的疾病（特别是需要立即采取措施或干预的情况）的治疗。因此安排指定的导航团队专注于筛查过程和结果更有助于促进部门之间的沟通。

（三）肺癌筛查程序导航

肺癌筛查特定导航模型已成为患者和医疗保健团队的首选模型，因为它消除了协调过程的负担，同时有专门的临床人员协助管理和跟踪患者和项目质量。集中筛查计划是否带有导航直接影响患者年度随访依从性[83]。

项目导航员管理的任务可能包括确定资格和风险分层、适当的文档记录和指导、烟草咨询和治疗计划、授权、安排和与患者沟通预约、与多学科团队审查结果、与患者审查建议、协助数据管理和监管要求、根据调查结果帮助患者满足额外的护理需求并在适当的时候为额外的跨学科组员协调更高层次的护理。导航员在筛查过程的每个步骤中及时与患者沟通是患者参与和继续坚持的关键，特别是当筛查发现异常并需要额外诊断评估时。

（四）在癌症筛查中护理导航的受益者

导航的好处是显而易见的，协调护理增加了患者完成过程中每一步的可能性。然而，让一名护士担任导航员还有一个更大的好处，即护士在卫生保健方面具有良好的教育背景，可以回答患者更复杂的问题，同时也有能力与跨学科护理团队进行有效沟通。护士导航员可以提供工具和情感支持、解决患者护理的障碍、协调转诊并加强患者 – 提供者关系[84]。这项工作有助于提高筛查的可靠性以及患者对年度筛查的依从性，同时可以缩短治疗时间、提高患者满意度并改善患者的生活质量[78]。

（五）在电子病历中导航肺癌筛查

肺癌筛查导航的复杂性给高效导航带来了挑战，这促使许多组织转向电子病历（EMR）和（或）第三方软件系统进行自动化支持。由于市场上有各种各样的供应商和项目，每个机构都需要确定什么最适合他们。需要考虑的变量包括成本、质量、与 EMR 的接口能力及整体有效性。终端用户通常是试用这些程序的最佳一方，而管理团队最终将决出一个最经济可行的方案。

理想的解决方案是医疗、管理机构及其他团队使用同一接口软件或 EMR 驱动的模型，这样就可以在同一个系统中管理病人信息。EMR 是否能准确计算患者年吸烟量和确定患者肺癌筛查资格仍是一个谜。即使是最先进和最成熟的集中肺癌筛查项目，也不得不承认这是筛查中的一个重大障碍。LCS 专用软件与现有 EMR 的集成对于组织是否能提供循证的、能得到适当报销的合规护理变得越来越重要[85]。

当在肺癌筛查中意外发现其他疾病时，基于 EMR 的管理和跟踪变得更加重要。护理团队的各方在同一系统中工作、回顾以往影像和病历有助于一个集中筛查项目快速确定是否需要额外的检查、随访或干预。

导航员在护理方面扮演着关键角色，因为他们通常是患者和护理团队之间的沟通者，其中非常重要的是初级保健医生和相关专家。如果筛查有异常的意外发现，这时可能需要另一领域的专家快速评估，而导航员可以与他们合作，对这个病例进行快速审查和评估，这可能会挽救患者的生命。

（六）导航总结

肺癌筛查领域的导航通过协调护理服务、管理筛查结果以及必要时快速适当的跟踪护理使患者受益。这种模式为筛查项目的患者提供了难以置信的优势，特别是在检测到异常结果并需要额外干预的情况下更为明显，而对于大多数肺癌筛查结果正常、只需要每年随访的患者也是如此。导航作为患者在健康旅程所有阶段的中心联络点，大大增加了患者对持续预防性保健的坚持[86]。

参考文献

[1] Fontana RS, Sanderson DR, Woolner LB, Taylor WF, Miller WE, Muhm JR. Lung cancer screening: the Mayo program. J Occup Environ Med. 1986;28(8):746–50.

[2] Brett GZ. The value of lung cancer detection by six-monthly chest radiographs. Thorax. 1968;23(4):414–20.

[3] Melamed MR, Flehinger BJ, Zaman MB, Heelan RT, Perchick WA, Martini N. Screening for early lung cancer. Results of the Memorial Sloan-Kettering study in New York. Chest. 1984;86(1):44–53.

[4] Brawley OW. Cancer screening. Cancer Prev Screen. 2018:31–40.

[5] McCaffery KJ, Jacklyn GL, Barratt A, Brodersen J, Glasziou P, Carter SM, Hicks NR, Howard K, Irwig L. Recommendations about screening. In: Guyatt G, Rennie D, Meade MO, Cook DJ, editors. Users' guides to the medical literature: a manual for evidence-based clinical practice. 3rd ed. New York: McGraw-Hill Education; 2015.

[6] Tockman MS. Survival and mortality from lung cancer in a screened population: the Johns Hopkins Study. Chest. 1986;89(4 Suppl):324S–5S.

[7] Marcus PM, Bergstralh EJ, Fagerstrom RM, Williams DE, Fontana R, Taylor WF, Prorok PC. Lung cancer mortality in the Mayo Lung Project: impact of extended follow-up. J Natl Cancer Inst. 2000;92(16):1308–16.

[8] Oken MM, Hocking WG, Kvale PA, Andriole GL, Buys SS, Church TR, Crawford ED, Fouad MN, Isaacs C, Reding DJ, Weissfeld JL, Yokochi LA, O'Brien B, Ragard LR, Rathmell JM, Riley TL, Wright P, Caparaso N, Hu P, et al. Screening by chest radiograph and lung cancer mortality: the prostate, lung, colorectal, and ovarian (PLCO) randomized trial. JAMA. 2011;306(17):1865–73.

[9] Sone S, Nakayama T, Honda T, Tsushima K, Li F, Haniuda M, Takahashi Y, Suzuki T, Yamanda T, Kondo R, Hanaoka T, Takayama F, Kubo K, Fushimi H. Long-term follow-up study of a population-based 1996–1998 mass screening programme for lung cancer using mobile low-dose spiral computed tomography. Lung Cancer. 2007;58(3):329–41.

[10] Henschke CI, McCauley DI, Yankelevitz DF, Naidich DP, McGuinness G, Miettinen OS, Libby DM, Pasmantier MW, Koizumi J, Altorki NK, Smith JP. Early Lung Cancer Action Project: overall design and findings from baseline screening. Lancet. 1999;354(9173):99–105.

[11] International Early Lung Cancer Action Program Investigators, Henschke CI, Yankelevitz DF, Libby DM, Pasmantier MW, Smith JP, Miettinen OS. Survival of patients with stage I lung cancer detected on CT screening. N Engl J Med. 2006;355(17):1763–71.

[12] Howlader N, Noone AM, Krapcho M, Miller D, Bishop K, Altekruse SF, Kosary CL, Yu M, Ruhl J, Tatalovich Z, Mariotto A, Lewis DR, Chen HS, Feuer EJCK, editors. SEER cancer statistics review, 1975–2013. Bethesda: National Cancer Institute; 2015.

[13] Sobue T, Moriyama N, Kaneko M, Kusumoto M, Kobayashi T, Tsuchiya R, Kakinuma R, Ohmatsu H, Nagai K, Nishiyama H, Matsui E, Eguchi K. Screening for lung cancer with low-dose helical computed tomography: anti-lung cancer association project. J Clin Oncol. 2002;20(4):911–20.

[14] Team NLSTR, Aberle DR, Adams AM, Berg CD, Black WC, Clapp JD, Fagerstrom RM, Gareen IF, Gatsonis C, Marcus PM, Sicks JD. Reduced lung-cancer mortality with low-dose computed tomographic screening. N Engl J Med. 2011;365(5):395–409.

[15] National Lung Screening Trial Research Team. Lung cancer incidence and mortality with extended follow-up in the National Lung Screening Trial. J Thorac Oncol. 2019;14(10):1732–42.

[16] Tanner NT, Gebregziabher M, Hughes Halbert C, Payne E, Egede LE, Silvestri GA. Racial differences in outcomes within the National Lung Screening Trial. Implications for widespread implementation. Am J Respir Crit Care Med. 2015;192(2):200–8.

[17] Goulart BHL, Ramsey SD. Moving beyond the National Lung Screening Trial: discussing strat-egies for implementation of Lung Cancer Screening Programs. Oncologist. 2013;18(8):941–6.

[18] Aberle DR, Adams AM, Berg CD, Clapp JD, Clingan KL, Gareen IF, Lynch DA, Marcus PM, Pinsky PF. Baseline characteristics of participants in the randomized National Lung Screening Trial. J Natl Cancer Inst. 2010;102(23):1771–9.

[19] Field JK, van Klaveren R, Pedersen JH, Pastorino U, Paci E, Becker N, Infante M, Oudkerk M, de Koning HJ. European randomized lung cancer screening trials: post NLST. J Surg Oncol. 2013;108(5):280–6.

[20] Oudkerk M, Devaraj A, Vliegenthart R, Henzler T, Prosch H, Heussel CP, Bastarrika G, Sverzellati N, Mascalchi M, Delorme S, Baldwin DR, Callister ME, Becker N, Heuvelmans MA, Rzyman W, Infante MV, Pastorino U, Pedersen JH, Paci E, et al. European position statement on lung cancer screening. Lancet Oncol. 2017;18(12):e754–66.

[21] van Klaveren RJ, Oudkerk M, Prokop M, Scholten ET, Nackaerts K, Vernhout R, van Iersel CA, van den Bergh KAM, van't Westeinde S, van der Aalst C, Thunnissen E, Xu DM, Wang Y, Zhao Y, Gietema HA, de Hoop BJ, Groen HJM, de Bock GH, van Ooijen P, et al. Management of lung nodules detected by volume CT scanning. N Engl J Med. 2009;361(23):2221–9.

[22] Wille MMW, Dirksen A, Ashraf H, Saghir Z, Bach KS, Brodersen J, Clementsen PF, Hansen H, Larsen KR, Mortensen J, Rasmussen JF, Seersholm N, Skov BG, Thomsen LH, Tønnesen P, Pedersen

JH. Results of the randomized Danish Lung Cancer Screening Trial with focus on high-risk profiling. Am J Respir Crit Care Med. 2016;193(5):542–51.

[23] Becker N, Motsch E, Gross ML, Eigentopf A, Heussel CP, Dienemann H, Schnabel PA, Eichinger M, Optazaite DE, Puderbach M, Wielpütz M, Kauczor HU, Tremper J, Delorme S. Randomized study on early detection of lung cancer with MSCT in Germany: results of the first 3 years of follow-up after randomization. J Thorac Oncol. 2015;10(6):890–6.

[24] Field JK, Duffy SW, Baldwin DR, Brain KE, Devaraj A, Eisen T, Green BA, Holemans JA, Kavanagh T, Kerr KM, Ledson M, Lifford KJ, McRonald FE, Nair A, Page RD, Parmar MK, Rintoul RC, Screaton N, Wald NJ, et al. The UK Lung Cancer Screening Trial: a pilot randomised controlled trial of low-dose computed tomography screening for the early detection of lung cancer. Health Technol Assess. 2016;20(40):1–146.

[25] Berg CD, Fong KM, Marshall HM. Lung cancer screening. Cancer Prev Screen. 2018;28:237–55.

[26] Silva M, Pastorino U, Sverzellati N. Lung cancer screening with low-dose CT in Europe: strength and weakness of diverse independent screening trials. Clin Radiol. 2017;72(5):389–400.

[27] van Iersel CA, de Koning HJ, Draisma G, Mali WPTM, Scholten ET, Nackaerts K, Prokop M, Habbema JDF, Oudkerk M, van Klaveren RJ. Risk-based selection from the general population in a screening trial: selection criteria, recruitment and power for the Dutch-Belgian randomised lung cancer multi-slice CT screening trial (NELSON). Int J Cancer. 2007;120(4):868–74.

[28] de Koning HJ, van der Aalst CM, de Jong PA, Scholten ET, Nackaerts K, Heuvelmans MA, Lammers JWJ, Weenink C, Yousaf-Khan U, Horeweg N, van't Westeinde S, Prokop M, Mali WP, Mohamed Hoesein FAA, van Ooijen PMA, Aerts JGJV, den Bakker MA, Thunnissen E, Verschakelen J, et al. Reduced lung-cancer mortality with volume CT screening in a randomized trial. N Engl J Med. 2020;382(6):503–13.

[29] Patz EFJ, Pinsky P, Gatsonis C, Sicks JD, Kramer BS, Tammemägi MC, Chiles C, Black WC, Aberle DR. Overdiagnosis in low-dose computed tomography screening for lung cancer. JAMA Intern Med. 2014;174(2):269–74.

[30] Pinsky PF, Berg CD. Applying the National Lung Screening Trial eligibility criteria to the US population: what percent of the population and of incident lung cancers would be covered? J Med Screen. 2012;19(3):154–6.

[31] Meza R, Jeon J, Toumazis I, ten Haaf K, Cao P, Bastani M, Han SS, Blom EF, Jonas DE, Feuer EJ, Plevritis SK, de Koning HJ, Kong CY. Evaluation of the benefits and harms of lung cancer screening with low-dose computed tomography: modeling study for the US Preventive Services Task Force. JAMA. 2021;325(10):988–97.

[32] Force USPST. Screening for lung cancer: US Preventive Services Task Force recommendation statement. JAMA. 2021;325(10):962–70.

[33] Draft evidence review: lung cancer: screening | United States Preventive Services Taskforce.

[34] Jonas DE, Reuland DS, Reddy SM, Nagle M, Clark SD, Weber RP, Enyioha C, Malo TL, Brenner AT, Armstrong C, Coker-Schwimmer M, Middleton JC, Voisin C, Harris RP. Screening for lung cancer with low-dose computed tomography: updated evidence report and systematic review for the US Preventive Services Task Force. JAMA. 2021;325(10):971–87.

[35] Moyer VA, Force USPST. Screening for lung cancer: U.S. Preventive Services Task Force recommendation statement. Ann Intern Med. 2014;160(5):330–8.

[36] Rivera MP, Tanner NT, Silvestri GA, Detterbeck FC, Tammemägi MC, Young RP, Slatore CG, Caverly TJ, Boyd CM, Braithwaite D, Fathi JT, Gould MK, Iaccarino JM, Malkoski SP, Mazzone PJ, Tanoue LT, Schoenborn NL, Zulueta JJ, Wiener RS. Incorporating coexisting chronic illness into decisions about patient selection for lung cancer screening. An Official American Thoracic Society Research Statement. Am J Respir Crit Care Med. 2018;198(2):e3–13.

[37] Katki HA, Kovalchik SA, Petito LC, Cheung LC, Jacobs E, Jemal A, Berg CD, Chaturvedi AK. Implications of nine risk prediction models for selecting ever-smokers for computed tomography lung cancer screening. Ann Intern Med. 2018;169(1):10–9.

[38] Kauczor HU, Baird AM, Blum TG, Bonomo L, Bostantzoglou C, Burghuber O, Čepická B, Comanescu A, Couraud S, Devaraj A, Jespersen V, Morozov S, Nardi Agmon I, Peled N, Powell P, Prosch H, Ravara S, Rawlinson J, Revel MP, et al. ESR/ERS statement paper on lung cancer screening. Eur Respir J. 2020;55(2):1900506.

[39] Mazzone PJ, Silvestri GA, Souter LH, Caverly TJ, Kanne JP, Katki HA, Wiener RS, Detterbeck FC. Screening for lung cancer: CHEST guideline and expert panel report. Chest. 2021;160(5):e427–94.

[40] Brenner DJ. Radiation risks potentially associated with low-dose CT screening of adult smokers for lung cancer. Radiology. 2004;231(2):440–5.

[41] Davies L, Petitti DB, Martin L, Woo M, Lin JS. Defining, estimating, and communicating overdiagnosis in cancer screening. Ann Intern Med. 2018;169(1):36–43.

[42] Brodersen J, Voss T, Martiny F, Siersma V, Barratt A, Heleno B. Overdiagnosis of lung cancer with low-dose computed tomography screening: meta-analysis of the randomised clinical trials. Breathe. 2020;16(1):200013.

[43] Pinsky PF. Assessing the benefits and harms of low-dose computed tomography screening for lung cancer. Lung Cancer Manag. 2014;3(6):491–8.

[44] Pinsky PF, Gierada DS, Black W, Munden R, Nath H, Aberle D, Kazerooni E. Performance of lung-RADS in the National Lung Screening Trial: a retrospective assessment. Ann Intern Med. 2015;162(7):485–91.

[45] Wu GX, Raz DJ, Brown L, Sun V. Psychological burden associated with lung cancer screening: a systematic review. Clin Lung Cancer. 2016;17(5):315–24.

[46] Smetana GW, Boiselle PM, Schwartzstein RM. Screening for lung cancer with low-dose computed tomography. Ann Intern Med. 2015;162(8):577–82.

[47] Centers for Medicare & Medicaid. Decision memo for screening for lung cancer with low dose computed tomography (LDCT) (CAG-00439N).

[48] Nishi SPE, Lowenstein LM, Mendoza TR, Lopez Olivo MA, Crocker LC, Sepucha K, Niu J, Volk RJ. Shared decision-making for lung cancer screening: how well are we "sharing"? Chest. 2021;160(1):330–40.

[49] Mazzone PJ, Tenenbaum A, Seeley M, Petersen H, Lyon C, Han X, Wang XF. Impact of a lung cancer screening counseling and shared decision-making visit. Chest. 2017;151(3):572–8.

[50] Hoffmann TC, Del Mar C. Clinicians' expectations of the benefits and harms of treatments, screening, and tests: a systematic review. JAMA Intern Med. 2017;177(3):407–19.

[51] Hoffmann TC, Del Mar C. Patients' expectations of the benefits and harms of treatments, screening, and tests: a systematic review. JAMA Intern Med. 2015;175(2):274–86.

[52] Toumazis I, de Nijs K, Cao P, Bastani M, Munshi V, ten Haaf K, Jeon J, Gazelle GS, Feuer EJ, de

Koning HJ, Meza R, Kong CY, Han SS, Plevritis SK. Cost-effectiveness evaluation of the 2021 US Preventive Services Task Force recommendation for lung cancer screening. JAMA Oncol. 2021;7(12):1833–42.

[53] Lococo F, Cardillo G, Veronesi G. Does a lung cancer screening programme promote smoking cessation? Thorax. 2017;72(10):870–1.

[54] Filippo L, Principe R, Cesario A, Apolone G, Carleo F, Ialongo P, Veronesi G, Cardillo G. Smoking cessation intervention within the framework of a lung cancer screening program: preliminary results and clinical perspectives from the "Cosmos-II" trial. Lung. 2015;193(1):147–9.

[55] Deppen SA, Grogan EL, Aldrich MC, Massion PP. Lung cancer screening and smoking cessation: a teachable moment? J Natl Cancer Inst. 2014;106(6):dju122.

[56] van der Aalst CM, van den Bergh KAM, Willemsen MC, de Koning HJ, van Klaveren RJ. Lung cancer screening and smoking abstinence: 2 year follow-up data from the Dutch–Belgian randomised controlled lung cancer screening trial. Thorax. 2010;65(7):600–5.

[57] Ashraf H, Tønnesen P, Holst Pedersen J, Dirksen A, Thorsen H, Døssing M. Effect of CT screening on smoking habits at 1–year follow-up in the Danish Lung Cancer Screening Trial (DLCST). Thorax. 2009;64(5):388–92.

[58] Clark MA, Gorelick JJ, Sicks JD, Park ER, Graham AL, Abrams DB, Gareen IF. The relations between false positive and negative screens and smoking cessation and relapse in the National Lung Screening Trial: implications for public health. Nicotine Tob Res. 2015;18(1):17–24.

[59] Morgan L, Choi H, Reid M, Khawaja A, Mazzone PJ. Frequency of incidental findings and subsequent evaluation in low-dose computed tomographic scans for lung cancer screening. Ann Am Thorac Soc. 2017;14(9):1450–6.

[60] Mendoza DP, Kako B, Digumarthy SR, Shepard JAO, Little BP. Impact of significant coronary artery calcification reported on low-dose computed tomography lung cancer screening. J Thorac Imaging. 2020;35(2):129–35.

[61] Munden RF, Carter BW, Chiles C, MacMahon H, Black WC, Ko JP, McAdams HP, Rossi SE, Leung AN, Boiselle PM, Kent MS, Brown K, Dyer DS, Hartman TE, Goodman EM, Naidich DP, Kazerooni EA, Berland LL, Pandharipande PV. Managing incidental findings on thoracic CT: mediastinal and cardiovascular findings. A White Paper of the ACR Incidental Findings Committee. J Am Coll Radiol. 2018;15(8):1087–96.

[62] Tammemägi MC, Church TR, Hocking WG, Silvestri GA, Kvale PA, Riley TL, Commins J, Berg CD. Evaluation of the lung cancer risks at which to screen ever-and never-smokers: screening rules applied to the PLCO and NLST cohorts. PLoS Med. 2014;11(12):e1001764.

[63] Ardila D, Kiraly AP, Bharadwaj S, Choi B, Reicher JJ, Peng L, Tse D, Etemadi M, Ye W, Corrado G, Naidich DP, Shetty S. End-to-end lung cancer screening with three-dimensional deep learning on low-dose chest computed tomography. Nat Med. 2019;25(6):954–61.

[64] Choi HK, Wang X, Mazzone PJ. Artificial intelligence as a diagnostic tool for lung nodule evaluation. J Med Artif Intell Online First. Published online; 2020.

[65] Cherezov D, Hawkins SH, Goldgof DB, Hall LO, Liu Y, Li Q, Balagurunathan Y, Gillies RJ, Schabath MB. Delta radiomic features improve prediction for lung cancer incidence: a nested case-control analysis of the National Lung Screening Trial. Cancer Med. 2018;7(12):6340–56.

[66] Fujita M, Higaki T, Awaya Y, Nakanishi T, Nakamura Y, Tatsugami F, Baba Y, Iida M, Awai K.

Lung cancer screening with ultra-low dose CT using full iterative reconstruction. Jpn J Radiol. 2017;35(4):179–89.

[67] HEDIS-NCQA. Published 2021. Accessed 26 Jan 2022. https://www.ncqa.org/hedis/.

[68] National Academies of Science E and M. Implementation of lung cancer screening: proceedings of a workshop; 2017.

[69] Mazzone PJ, White CS, Kazerooni EA, Smith RA, Thomson CC. Proposed quality metrics for lung cancer screening programs: a National Lung Cancer Roundtable Project. Chest. 2021;160(1):368–78. https://doi.org/10.1016/j.chest.2021.01.063.

[70] National Center for Health Statistics. Survey description, National Health Interview Survey; 2015. www.cdc.gov/nchs/nhis/data-questionnaires-documentation.htm.

[71] Office of Disease Prevention and Health Promotion. Increase the proportion of adults who get screened for lung cancer—C-03—healthy people 2030 | health.gov. Published 2021. Accessed 26 Jan 2022. https://health.gov/healthypeople/objectives-and-data/browse-objectives/cancer/increase-proportion-adults-who-get-screened-lung-cancer-c-03.

[72] American Thoracic Society/American Lung Association Lung Cancer Screening Implementation Guide: https://www.lungcancerscreeningguide.org/initiating-a-lung-cancer-screening-program/program-structure/.

[73] McKee AB, McKee BJ, Wald C, et al. Rescue lung, rescue life: translating the national lung screening trial results into clinical practice. Oncol Issues. 2014;29(2):20–9.

[74] McKee BJ, McKee AB, Flacke S, et al. Initial experience with a free, high-volume, low-dose CT lung cancer screening program. J Am Coll Radiol. 2013;10(8):586–92.

[75] Price EL, Bereknyei S, Kuby A, et al. New elements for informed decision making: a qualitative study of older adults' views. Patient Educ Couns. 2012;86(3):335–41.

[76] American Thoracic Society/American Lung Association Lung Cancer Screening Implementation Guide. https://www.lungcancerscreeningguide.org/program-navigation-and-data-tracking/planning-an-lcs-program/.

[77] Percac-Lima S, Ashburner JM, Zai AH, et al. Patient navigation for comprehensive cancer screening in high-risk patients using a population-based health information technology system: a randomized clinical trial. JAMA Intern Med. 2016;176(7):930–7. https://doi.org/10.1001/jamainternmed.2016.0841.

[78] Shusted CS, Barta JA, Lake M, Brawer R, Ruane B, Giamboy TE, Sundaram B, Evans NR, Myers RE, Kane GC. The case for patient navigation in lung cancer screening in vulnerable populations: a systematic review. Popul Health Manag. 2019;22(4):347–61. https://doi.org/10.1089/pop.2018.0128. Epub 2018 Nov 8. PMID: 30407102; PMCID: PMC6685525.

[79] Freeman H. The origin, evolution, and principles of patient navigation. Cancer Epidemiol Biomarkers Prev. 2012;21(10):1614–7. https://doi.org/10.1158/1055–9965.EPI-12–0982.

[80] Carter N, et al. Navigation delivery models and roles of navigators in primary care: a scoping literature review. BMC Health Serv Res. 2018;18(1):96. https://doi.org/10.1186/s12913–018–2889–0.

[81] Cleveland Clinic. Why we forget what the doctor told us (and what to do about it). 2019. https://health.clevelandclinic.org/why-we-forget-what-the-doctor-told-us-and-what-to-do-about-it/.

[82] Kruse CS, Stein A, Thomas H, Kaur H. The use of electronic health records to support population health: a systematic review of the literature. J Med Syst. 2018;42(11):214. https://doi.org/10.1007/

s10916–018–1075–6. PMID: 30269237; PMCID: PMC6182727.

[83] Sakoda LC, et al. Patterns and factors associated with adherence to lung cancer screening in diverse practice settings. JAMA Netw Open. 2021;4(4):e218559. https://doi.org/10.1001/jamanetworkopen.2021.8559.

[84] Gerber D, Gillam A, Hamann H. Lung cancer screening in the "real world" and the role of nurse navigators. J Oncol Navig Surviv. 2013;4(2). https://www.jons-online.com/issues/2013/april-2013–vol-4–no-2/1229–lung-cancer-screening-in-the-real-world-and-the-role-of-nurse-navigators#:~:text=How%20Can%20Nurse%20Navigation%20Be,and%20strengthen%20patient%2Dprovider%20relationships.

[85] Fathi JT, White CS, Greenberg GM, Mazzone PJ, Smith RA, Thomson CC. The integral role of the electronic health record and tracking software in the implementation of lung cancer screening a call to action to developers: a White Paper from the National Lung Cancer Roundtable. Chest. 2020;157(6):1674–9. https://doi.org/10.1016/j.chest.2019.12.004. Epub 2019 Dec 23. PMID: 31877270.

[86] Kelly R. Defining the role of the oncology nurse and patient navigator. Cranbury: Academy of Oncology Nurse & Patient Navigators; 2021. https://aonnonline.org/expert-commentary/aonn-blog/3609–defining-the-role-of-the-oncology-nurse-and-patient-navigator

第 4 章　在临床实践中实施肺癌筛查
Implementing Lung Cancer Screening in Clinical Practice

Janelle V. Baptiste　Julie Barta　Sahil Patel

Carey C. Thomson　Melissa Tukey　Gaetane Michaud　著

一、肺癌筛查的纳入标准及确认

（一）目前肺癌筛查的纳入标准

用低剂量计算机体层摄影（low-dose computed tomography，LDCT）进行肺癌筛查（lung cancer screening，LCS）是一个复杂的、多步骤的过程，包括评估个人的筛查标准、共同决策、获取和解释图像、沟通和管理影像结果。确定一个人是否符合筛查标准是 LDCT 筛查过程中重要的第一步。研究 LDCT 筛查的试验主要集中在根据最低和最高年龄限制，以及终身累积吸烟量的汇总指数来选择个体[1]。这些纳入标准本质上代表了一种基于风险的参与者选择形式，但其目的是为了获得整个研究人群足够高的平均肺癌风险的统计能力，而不是基于个人风险[2,3]。

尽管大多数临床实践指南的纳入标准与美国国家肺筛查试验（National Lung Screening Trial，NLST）的吸烟包年数和年龄一致，但少数研究后来又将其纳入标准扩大到 NLST 的标准之外（表 4-1）。使用 NLST 资格标准的研究局限性在于作为在临床实践中扩大筛查指南的有力证据，它只报告了过度简化的肺癌风险，忽视广为人知的风险因素，以及对肺癌风险较低的人进行筛查[4-6]。美国预防服务工作组（United States Preventive Services Task Force，USPSTF）、美国国家综合癌症网络（National Comprehensive Cancer Network，NCCN）及美国医疗保险和医疗补助服务中心（Centers for Medicare and Medicaid Services，CMS）是三个将筛查准则扩大到 NLST 标准以外的组织。2014 年，USPSTF 使

表 4-1 目前 LDCT 肺癌筛查的纳入标准概述	
组织机构	资格标准
美国预防服务工作组（USPSTF）	USPSTF 建议 50—80 岁的成年人，如果有 20 包年的吸烟史，并且现在吸烟或在戒烟 15 年内，每年用 LDCT 筛查肺癌。一旦一个人 15 年没有吸烟，或者出现了严重限制预期寿命的健康问题，或者无法耐受或不愿意做治愈性肺部手术，就应该停止筛查
美国医疗保险和医疗补助服务中心（CMS）关于肺癌筛查的国家覆盖范围的决定	55—77 岁的人，至少有 30 包年的吸烟史，现在吸烟或在戒烟 15 年内
	医疗保险覆盖范围包括就肺癌筛查的潜在益处和风险进行咨询和共同决策的访视。美国国家覆盖范围决定还包括对放射科医生和放射科成像中心的必要的数据收集和具体的覆盖筛查标准，与美国国家肺筛查试验（NLST）协议、USPSTF 建议，以及多协会、多学科、利益相关者的循证指南一致
ACCP、ACS、ALA、ASCO、ATS、IASLC 的临床实践指南	遵循 NLST 的资格标准。55 岁以上，上限年龄因机构而异，至少有 30 包年的吸烟史，现在或既往吸烟
美国国家综合癌症网络（NCCN）	55—74 岁，至少有 30 包年的吸烟史，现在吸烟或戒烟 15 年内。≥50 岁，至少有 20 包年的吸烟史，并且有额外的肺癌风险因素。额外的风险因素包括职业或环境接触，个人或家族的癌症病史，以及额外的肺部疾病（如 COPD 和肺纤维化），但不包括二手烟。ACCP 也推荐了同样的标准
美国家庭医师学会（AAFP）	有足够的证据支持对成人 LCS 的 B 级推荐。支持 USPSTF 2021 年对 50—80 岁有 20 包年吸烟史、现在吸烟或在戒烟 15 年内的成年人进行 LCS 的建议。一旦一个人在 15 年内没有吸烟，或出现严重限制预期寿命的健康问题，或无法耐受或不愿意进行治愈性肺部手术，则应停止筛查

ACCP. 美国胸科医师学会；ACS. 美国癌症学会；ALA. 美国肺脏协会；ASCO. 美国临床肿瘤学会；ATS. 美国胸科学会；IASLC. 国际肺癌研究协会；LDCT. 低剂量计算机体层摄影；COPD. 慢性阻塞性肺疾病

经许可转载，改编自 National Academic of Sciences, Engineering, and Medicine, 2017. Implementation of Lung Cancer Screening: Proceedings of a workshop. https://doi.org/10.17226/23680.

经许可转载，引自 National Academy of Sciences, Courtesy of the National Academies Press, Washington, DC

用模型来确定美国 1950 年出生的队列中肺癌筛查的最佳筛查政策，并对 45—90 岁的人群进行了跟踪。这项研究导致了肺癌筛查标准的改变，将筛查标准扩大到 80 岁，超过了 NLST 中 74 岁的上限 [7]。美国国家综合癌症网络（NCCN）也从其他研究和模型中推断，扩大了他们的标准以包括一个额外的肺癌风险因素。在 Brenner 等的汇总分析中，发现肺气肿患者的肺风险提升至 2.44 倍 [8]。此外，McKee 等将符合 NLST 标准的高危人群与 NCCN 标准确定的扩大范围的高危人群（50—55 岁，有 20 包年吸烟史和一个额外的危险因素）的结果进行了比较，结果显示，扩大的风险类别在筛查结果的阳性率和肺癌诊断率方面与 NLST 群体基本相似；这表明扩大筛查标准以包括这一高危人群，每年可以挽救更多的生命 [9]。CMS 为一些 74 岁以上、更有可能被诊断为肺癌的人提供全国性的保障，采取了召集医学保险证据发展和覆盖咨询委员会（Medicare Evidence Development and Coverage Advisory Committee，MEDCAC）的方式来审查证据并提供筛查标准的指导 [10]。在与 MEDCAC 召开了几次会议后，建议将 LDCT 筛查的覆盖范围扩大到全国。77 岁以下的医疗保险受益人（无症状，至少有 30 包年的吸烟史，现在吸烟者或戒烟 15 年内）[10]。此外，CMS 还规定了一些承保要求，这些要求包括：临床医生对个人是否符合筛查条件的判断，以及对筛查益处和风险的理解；在进行 LDCT 筛查前，当事人要参加戒烟咨询和共同决策访视；以及放射科医生必须满足 LDCT 筛查的资格 [10]。在本章中，我们将重点讨论如何满足确定和确保个人符合肺癌筛查（LCS）的要求。

（二）决定及确认肺癌筛查标准

确定使用 LDCT 的 LCS 标准可以在个人层面或项目层面进行。在个人层面上，初级保健医生（PCP）往往是个人在筛查过程中的第一个接触点。PCP 负责与个人讨论 LDCT 筛查，并评估他们是否需要接受 LDCT 筛查。PCP 还提供随访的转诊和进一步的 LDCT 筛查指导。因此，PCP 需要充分了解个体必须满足的 LDCT 筛查标准。然而，2013 年和 2015 年在美国 4 个州进行的调查中，只有 49%～86% 的调查对象了解 LCS 指南 [11-13]。更具体地说，调查对象对筛查的频率和筛查结束的时间认识不足。一些调查对象还表示担心，由于有新的证据，USPSTF 关于筛查时间或筛查对象的建议可能会有变化。Raz 及其同事在对 PCP

的调查中也显示，不到一半的受访 PCP 了解 USPSTF 关于 LDCT 用于 LCS 的建议，而且只有 12% 的受访 PCP 推荐他们认为符合条件的患者进行筛查[14]。2021年，2013 版 USPSTF 对 LDCT 的 LCS 推荐声明进行了更新，包括根据新的证据，对 50 岁以下年龄段和低包年数吸烟史的人群进行筛查[15]。到目前为止，还没有公开的研究评估 PCP 对 2021 年 USPSTF 建议的了解和认识。

确定一个人是否需要接受 LCS 的第一步是确保该人在筛查时是无症状的。所有关于 LDCT 筛查的建议都规定：个人在筛查时应该是无症状的（表 4-1）。如果一个人有与肺癌可能一致的体征或症状，例如咯血（咳血）、不明原因的体重减轻和盗汗，就不符合 LDCT 筛查的条件，而应接受诊断性胸部计算机断层扫描。然而，确定一个吸烟的人是否属于无症状，是否需要接受 LCS 筛查往往更具挑战性。作为常见的临床症状，现在和既往吸烟者可能有长期的咳嗽、咳痰或气促的病史。因此，第一步是要确定这些症状是否与个人的日常症状不同或相仿。这就涉及我们需要提出更多的筛查问题，以评估与既往的症状相比，这些症状是否稳定、增加或随时间而改变。在确定筛查资格时未能正确地对这些症状进行分类，是导致 LCS 项目的阳性筛选率高于预期的原因之一。

初级保健医生经常意识到在确定 LDCT 筛查标准时需要更多的指导。这种指导通常要求在 LCS 方面有更丰富经验的专家提供帮助。因此，一些 LDCT 项目将筛查标准评估、共同决策（shared decision-making，SDM）访视和戒烟咨询集中起来。集中式 LDCT 筛查项目由专家启动，招募、SDM 和戒烟咨询（tobacco cessation counseling，TCC）仅由专门的 LCS 人员完成[16, 17]。这些项目需要个体转诊到该项目（LDCT），通常由高级执业护士（licensed nurse practitioner，LNP）或 LCS 协调人领导。协调员负责与转诊的个人联系，以确定他们是否有需要接受 LDCT 筛查，并进行 SDM 讨论。LNP 或 LCS 协调员通常是转诊到 LCS 项目的个人的第一个接触点。协调人根据付款人设定的筛查标准和个人的肺癌风险，以确认个人符合筛查要求。他们负责确保被筛查者了解筛查的潜在风险和获益。由 PCP 转来的人只有在与 LNP 或 LCS 协调员交谈后才会被安排进行 LDCT 筛查。协调员也可以咨询 LCS 项目的临床医生，如呼吸科医生，以帮助确定个人是否适合进行 LDCT 筛查。为了评估罹患肺癌的风险，协调员根据个人提供的信息进行吸烟包年数计算，包括考虑既往的戒烟次数、戒烟时间和确定吸烟数量的变化[16]。这种估计基于自我报告的偏倚，需要信息提供者进行一些计算，由于 USPSTF 和 CMS 的指南略有不同，这可能有挑战性[18-21]。已经提出了几种用于临床实践的包年数计算方法，包括 Modine 等提出的包年数计算方法，即用每天吸烟的平均包数 ×（转诊时的年龄 – 成为每日固定吸烟者的年龄 – 成功戒烟年数）[16]。一旦一个人被确定符合 LCS 的标准，就会进行 SDM 和 TCC 访视，并要求进行 LDCT 筛查扫描。集中式 LCS 项目的支持者通常认为，这种组织结构的优点包括提高共同决策访视的效率和质量，根据国家标准进行筛查，以及改善对筛查结果的跟踪和关注。

然而，PCP 的建议对患者的筛查行为有很大的影响[22]。PCP 是大多数 LCS 项目的关键和核心。与集中式项目相比，分散式 LDCT 筛查项目依靠 PCP 来招募并确保个人的筛查资格，然后在筛查前进行必要的 SDM 和烟草戒断咨询[23, 24]。然而，在一次临床访视中，PCP 往往有许多考虑，包括急性和慢性疾病的管理，以及除 LDCT 筛查外的预防性保健服务，这可能会产生竞争性利益。Yarnell 等在他们的研究中发现，拥有 2500 名患者的初级保健医生必须每天花费超过 7h 来实施 USPSTF 推荐的所有预防服务[25]。因此帮助 PCP 有效地确定一个人的吸烟史、年龄和其他对 LCS 的要求的决策支持工具显得十分必要。

PCP 也承认基于电子健康档案（electronic health record，EHR）的工具在提醒他们注意符合 LDCT 筛查条件的患者方面很有帮助[26, 27]。借助 EHR 的支持工具可以有效地促进对潜在的患者的筛选。正如本章后面所讨论的，电子健康档案的主要优势之一是收集和储存临床数据，如患者的年龄和吸烟状况，以后可以查询[28, 29]。由于年龄和吸烟状况是 LDCT 筛查标准的主要组成部分，EHR 可以帮助以系统、高通量的方式筛查潜在的患者。Triplette 及其同事在 2011—2016 年美国健康和营养检查调查（National Health and Nutritional Examination Survey）的横断面队列研究中证明了 EHR 的这种潜力，该研究包括 2.35 亿受试者[26]。使用年龄和吸烟状况的简化标准作为 "预筛查工具"，作者能够有效区分最终符合 LDCT 筛查的个体，其灵敏度为 100%，特异度为 88%。值得注意的是，这个简化的标准不需要评估吸烟包年数[26]。这项研究强调了 EHR 作为第一道筛查的潜力，以评估整个患者群是否需要接受 LDCT 筛查。

EHR 也可以有内置或可定制功能，以允许整合临床决策支持工具，在评估和确认 LDCT 筛查入组时提供实时输入。这些工具可以包括标记潜在的符合条件的患者，以便 PCP 讨论 LDCT 筛查入组、建立工作流程提示帮助确认入组、促进适当的文件记录、发出筛查转诊。这些策略的实施已经成功地提高了社区实践中的肺癌筛查率。例如，Atrium Health 是一个以社区为基础的医疗保健系统，为大约 110 万名初级保健患者提供服务，他们定制了 EHR，以系统地采集扩展的吸烟史（包括吸烟包年数和戒烟日期）[30]。他们还根据输入的数据，对符合年龄和吸烟标准的患者加入了健康维护提醒，以进行 LDCT 筛查。实施这些改变后，每季度的 LDCT 筛查转诊量增加了 500%[30]。虽然这些结论支持使用能够体现最佳实践的临床决策支持工具，但这种工具可能并不是所有初级保健机构都能使用。2014 年 1 月至 2015 年 10 月对 1384 名初级保健医生的调查发现，只有 11.2% 的受访者有电子提醒来通知他们何时应进行 LDCT 筛查评估，尽管这些受访者中的绝大多数表示他们在临床实践中使用某种形式的 EHR[14]。解决这种缺乏基于 EHR 的支持工具的问题可以大大提升 LCS 的实施率。

　　EHR 对于制订一个系统的方法来筛选和确认患者是否需要接受 LDCT 筛查很有价值。然而，基于 EHR 的解决方案的成功与否取决于高质量的、准确的数据，以及这些数据能很容易地被获取及处理。在 2016 年 Modin 等的研究中，发现 EHR 和共同决策（SDM）咨询之间存在包年数差异[16]。作者发现 EHR 使用的算法仍然容易出现失误，可能会持续错过符合肺癌筛查标准的对象[16]。例如吸烟包年数和戒烟日期在内的临床数据可能没有被常规记录、没有被准确记录、也没有被 EHR 充分捕获。文档记录的不准确可能导致无法识别符合筛查条件的个人或在筛查标准之外进行筛查。在一项评估美国退伍军人健康管理局（Veterans Health Administration）在 8 个不同地点实施 LDCT 筛查的研究中，有 39.3% 对患者的吸烟状况信息识别不完整或计算错误，使 36 555 名不符合 LDCT 筛查的条件的患者进行了筛查[31]。其他研究也报道了对文件记录不准确的担忧，一项调查研究提到，只有 29% 的受访者会依靠他们的 EHR 数据来做出临床决定[16, 32]。一些 LDCT 筛查项目使用的 EHR 不能识别以包年为单位的吸烟状态，并且需要对 EHR 进行编程，以询问那些识别个人符合 LCS 的问题。CMS 的文件要求规定，EHR 应包括评估吸烟包年数吸烟史的适当模板[10]。专门针对改善吸烟史病例记录的干预措施可以提高 LCS 的转诊率[26]。

在分散的 LDCT 筛查项目中设置导航员——护士、中层医疗人员、患者导航员，是改善 LCS 评估和确认的另一个非常有效的解决方案。此外，它可以明确划分责任，从而简化筛查和确认过程，提高 LDCT 筛查的整体效率。Percac-Lima 及其同事进行了一项随机临床试验，评估非专业人员导航员对 LDCT 筛查率和结果的影响[33]。导航员的活动包括详细了解吸烟史，以帮助评估最初被筛查为有吸烟史的患者是否符合筛查标准的包年数和时限要求，导航员还协助教育工作，安排共同决策预约，设置提醒，以帮助克服筛查和随访的障碍，在一些项目中，协调与 LCS 研究结果相关的护理。在接受导航援助的患者中，92% 的合适患者在研究期间进行了诊断性或筛查性胸部 CT[33]。根据治疗意向分析，在研究期间进行的肺癌筛查 CT 的比例高出近 3 倍（23.5% vs. 8.6%）[33]。其他研究也发现，护士主导的咨询在确定吸烟的具体情况以确认资格方面是有效的[16, 34]。这些研究支持导航员在改善合格患者的识别和登记方面的效用的结论，与美国胸科协会和美国胸科医师学会的联合声明中关于实施肺癌筛查项目的建议一致[35]。

加强初级保健医生和放射科筛查机构之间的合作和指导，也有助于确保规范的 LDCT 筛查，并将 LCS 的危害降至最低。放射科在开发乳腺癌筛查项目方面有很多经验，这些项目有很多与 LCS 相同的要素和操作问题[36]。在筛查机构中，计算机断层扫描（computer tomography，CT）调度员和技术人员经常与个人交谈，以确保合适的筛查推荐。放射科技术人员也负责审查所有筛查机构的筛查转诊单，以确定个人在预约时是否符合 LDCT 的标准。转诊的个人不符合标准的 LDCT 患者可由筛查机构取消 LDCT 转诊单。放射科也可以帮助识别和确认 LDCT 筛查资格，帮助确保机构支持创建 EHR 工具，以识别高危人群，并在 PCP 诊所发放烟草使用调查问卷[24]。

（三）未来研究领域

研究如何最好地协助初级保健以确保符合 LDCT 筛查条件的人被适当地转诊进行筛查很有必要。确定资格是筛查过程的关键，需要对 PCP 进行更有针对性的教育。虽然到目前为止，这些医生教育项目还没有普遍的标准化方法，但一些专业协会（如美国胸科医师学会）已经开发了一些课程，试图解决这一重要需求。

其他教育机会包括正式的讲座和基于小组的互动学习课程[24]。此外，还需要对临床实践中使用风险预测模型的适用性和实用性进行更多研究。目前用于确定资格的风险预测模型，在繁忙的初级保健环境中并不实用。使用这些模型的局限性包括：需要更广泛的病例记录数据，血液或生物标志物，以及只限于特定的患者群体使用。我们需要研究将风险预测模型整合到 EHR 中，或作为一种基于 EHR 的工具来改善对筛查标准的评估，同时对基于人群的筛查保持实用性。

二、在临床实践中实施肺癌筛查的障碍

在确定符合癌症筛查条件的个人、跟踪筛查结果、协调下游检查和治疗方面，初级保健是最重要的[37]。然而，癌症筛查只是初级保健提供的一般预防保健服务中的一小部分。实施一个新的筛查项目对临床实践是一个挑战[38]。更具体地说，与其他类型的癌症筛查和预防保健服务相比，由于初级保健的繁忙性质和筛查过程的复杂性[34]，在初级保健中实施肺癌筛查（LCS）需要协同努力。

评估初级保健诊所实施 LDCT 筛查项目的准备情况的文献发现，只有 10% 的受访者在他们的诊所里提供 LCS[13]。这项研究表明，LDCT 存在高度的不确定性，包括对实施指导的需求和对如何将筛查纳入 EHR 给 LCS 的实施带来挑战的担忧[28]。识别和解决初级保健中的这些实际需求是开始实施 LCS 前的一个重要步骤。目前，还没有为 LCS 项目设计的现有准备评估工具。Allen 等建议将现有的初级保健的准备评估工具改编用于 LCS 项目。其中一个工具是糖尿病护理协调评估，它考虑了五个方面：组织能力、护理协调、临床管理、质量改进和基础设施，以衡量初级保健诊所为成年糖尿病患者协调护理的准备情况[39]。下文介绍的实施研究综合框架（Consolidated Framework for Implementation Research，CFIR）也被用来评估实施 LCS 项目的准备情况。

专家组提供了关于实施 LCS 的一般指导。越来越多的指导意见描述了符合条件的患者和高质量筛查项目的必要组成部分。然而，在实践中实施这种指导是具有挑战性的[35]。评估 LDCT 筛查在临床实践中的低接受率的研究是有限的，主要集中在研究患者和提供者对 LCS 意图的看法和理解，以及研究接受率与患者的社会人口学特征之间的关系[13, 40, 41]。然而，除了这些个人层面的因素外，

实施方面的挑战也可能影响筛查的接受率[28]。在一个退伍军人事务医疗中心，对放射科和初级保健的提供者、工作人员和行政人员进行的试验性横断面调查研究结果表明，在放射科工作的卫生专业人员比初级保健从业人员对实施 LCS 的变革有更高的准备程度[37]。作者解释研究结果可能是在初级保健中注意到的组织障碍多于放射科，而不是选择偏倚。在本章中，我们将重点讨论在初级保健组织中实施 LCS 的障碍，并使用 CFIR 框架来定义这些障碍。

（一）讨论在初级保健中实施 LCS 的障碍

实施的障碍可能出现在医疗服务的多个层面，即患者层面、团体层面、组织层面或市场（政策）层面[42]。在现实环境中实施循证干预措施的障碍和促进因素及对结果的影响的研究表明，在研究中发现的有效干预措施往往不能在现实中转化为有意义的患者救治结果[43]。据估计，2/3 的组织实施变革的努力是失败的[44]。有许多理论和模型被用来研究有效实施循证干预措施的障碍。许多研究都使用了实施研究综合框架（CFIR）来研究社区诊所、美国联邦合格医疗中心（federally qualifed health center，FQHC）和其他医疗机构中的癌症筛查干预措施[45-47]。

CFIR 是一种元理论，包括来自现有理论和模型的综合构建，以便能对干预措施在实施过程中可能遇到的因素进行研究[43]。它包括五个主要领域，即干预措施背景、"内部和外部环境"、所涉及的个人、完成实施的过程。它们以相互作用的方式影响实施效果[43]。许多研究已经使用 CFIR 来研究癌症筛查，Allen 等第一个使用该框架来分析两个联邦合格医疗中心（FQHC）的 LCS 实施情况[28]。使用 CFIR 框架，作者能够分析在一个地点有效实施 LDCT 筛查的相关因素和在第二个地点实施的障碍。在本章中，我们将使用 CFIR 框架来确定和讨论在初级保健环境中实施 LCS 的障碍。

（二）肺癌筛查是复杂和昂贵的

如果干预措施（即 LDCT）被认为是一种糟糕的方法，那么在初级保健中实施 LCS 可能很难实现。LCS 常被认为是一种高度复杂的、多方面的干预措施，较难实施及适应初级保健环境。根据 CFIR 框架，非常重要的一点是在实施过程中，首先要考虑如何看待干预措施并使其适应实施环境[43]。参与实施 LCS 项目过程的个人主要负责向员工和领导层展示和传达 LCS 筛查的优势和重要性。在这个过程中，应该从一开始就向员工和领导清楚地说明投资的回报。如果不能证明 LCS 在满足初级保健需求方面的重要性和适应性，就会导致意义不明确、低买入率和最终实施不完整[28]。

2017 年，美国癌症协会在两个联邦合格医疗中心（FQHC）进行了为期 2 年的试点研究。每个站点都与当地的美国放射学会（American College of Radiology，ACR）认可的筛查机构合作，在这些站点实施 LCS 和转诊项目[28]。一个机构成功地创建并实施了该项目，而另一个机构则需努力克服重大的实施障碍。在每个站点所面临的众多挑战中，其中一个主要的挑战是实际执行 LCS 的复杂性。举例来说，初级保健机构缺乏电子健康档案（EHR）系统，或者没有能力将现有的 EHR 系统定制为可被 LCS 所用。在这些地方，LCS 通常是手工进行的。没有电子健康档案系统，患者的筛查、检查申请和跟踪筛查转诊都是手工进行的。这是一种时间密集型的 LCS 方法，涉及许多步骤、行动和与包括患者在内的多人交接；并且无意中使转诊过程更加复杂[28]。在这些过程中的任何一个环节都可能发生错误，导致过程失败和干预不成功。故障安全机制经常被设计和纳入以确保 LCS 的顺利进行，并及时安排跟进。然而，采用这些机制通常需要雇用几个新的工作人员（转诊协调员、护士或医疗助理），这可能会增加人工执行 LCS 的相关费用。

目前，大多数初级保健机构利用 EHR 系统来识别、筛选和推荐转诊符合条件的人参加 LCS。然而，EHR 系统会无意中给 LCS 和转诊过程带来更多的复杂性，使 LCS 的筛选更加难以实施。正如上文所讨论的，LCS 的筛选是基于年龄和吸烟史。符合条件的人必须至少有 30 包年吸烟史，而既往吸烟者必须在筛查前戒烟 15 年内。然而，EHR 在识别所有符合 LDCT 筛查条件的人方面有局限性[48, 49]。虽然 EHR 中一般会显示吸烟状态——现在、既往或从未吸烟，但计算吸烟包年数所需的细节往往缺失[50]。由于经常遗漏戒烟日期，确定既往吸烟者的筛查筛选尤其有难度。一项研究报告称，患者报告和 EHR 记录的吸烟史不一致的比例为 96.2%；而且吸烟史报告不足，如果仅使用 EHR，54% 的患者会被错误地认为符合条件[16]。不准确和不充分的 EHR 数据阻碍了对符合条件的个体进行全人群的识别，限制了临床提醒系统的作用，也限制了准确确定社区内符合条件或需要进行筛查的患者比例的能力[2]。这种障碍增加了在初级保健中实施 LCS 的复杂性和成本。我们需要额外的资源，包括财政和资源投入，以确保被 EHR 系统识别为需要接受 LCS 的人确实有资格接受检查，并且需要接受检查的人不会被遗漏。

分散型和混合型项目通常以基于 EHR 的工具形式提供帮助，以进行 LDCT 筛查，并由放射科提出对筛查出的异常情况进行处理的建议[24]。分散式项目，如上所述，由初级保健推动，依靠初级保健医生来确定符合条件的患者，然后在筛查前进行必要的共同决策（SDM）和戒烟咨询（TCC）[23]。相比之下，混合型项目包含集中型项目（专家推动）和分散型项目的要素。在 LCS 中，EHR 驱动的最佳实践建议（Best Practice Advisory，BPA）的一个例子是在初级保健预约期间，对可能符合条件的患者进行筛查，促使 PCP 进行评估、采取行动、下达检查，或自己执行所有这三项。另外，PCP 可以选择关闭 BPA 而不采取行动[51]。如果 EHR 驱动的 BPA 不能适应或符合正常的工作流程（如改变提醒方式，在护士进行评估时触发），那么它很可能被认为是 LCS 实施中的一个糟糕案例[43]。如上面的例子，EHR 驱动的 BPA 可以通过在 LDCT 筛查过程中引入几个额外的干预步骤来干扰核心工作流程和进程。这种干扰可能是一种负担，特别是对于在时间有限的访视中筛查多种疾病的初级保健医生来说。

在初级保健中实施 LDCT 筛查的成本并不低。Mejia 及其同事在对关键信息提供者的调查中提到，缺乏用于 LDCT 筛查的资源是实施筛查的最常见障碍[52]。在考虑成本时，干预措施的成本包括实施和维持干预措施所需的财政和资源投资[28]。自美国预防服务工作组（USPSTF）认证和美国医疗保险和医疗补助服务中心（CMS）批准后，美国的第三方支付已经比以现金方式提供 LDCT 筛查服务更为普遍[4, 53-55]。前期认证可能需要，也可能不需要，这取决于支付方[56]。然而，许多 LCS 项目会发现，这些直接报销来源并不能覆盖 LCS 项目的全部费用[56]。尽管 ACR 指南建议在某些肺部放射学检查发现异常后进行后续检查，但在有医疗补助的州，医疗补助和一些私人保险公司不会报销在初次筛查后几个月内进行的后续检查[5]。因此，为了解决这些报销的问题，我们分配了人员与保险和报销专家接触。在没有医疗补助的地区，考虑实施 LCS 项目的初级保健不需要面临报销的问题，相反，这些项目面临的挑战是，一旦项目开始实施，需要准备资金来支付筛查和随访测试的费用[28]。在实施过程中，初级保健医生需要预先了解各州对 LCS 的报销政策。缺乏对报销政策差异的了解会增加初级保健在实施 LCS 时的负担和成本。

在实施 LCS 的过程中，初级保健的最高成本是资源投入。资源必须分配给监督 LCS 的人员，即医院管理、业务管理、市场营销、临床人员（护士导航员、医疗服务提供者），以及 LDCT 覆盖的服务（包括戒烟药物、人员培训、放射科服务和转诊服务）。没有人员和时间分配给 LCS 实施过程的初级保健机构，在实施和维持 LCS 运行方面会举步维艰。进一步检查通常是在下一次 LDCT 筛查前对 LDCT 结果进行跟踪检查[57]。这是个高成本的广泛性服务，会给在初级保健中实施 LCS 带来挑战，将在第 5 章进行详细讨论。

（三）外部影响是实施肺癌筛查的一个障碍

实施结果影响因素包括组织内的网络和沟通、实施氛围及组织对实施 LDCT 项目的准备程度[28]。组织内的网络和沟通有很大的不同。无论一个组织的结构如何，组织内部沟通的重要性是显而易见的[43]。例如，在整个 LCS 实施过程中，PCP 和筛查机构之间或领导层和临床人员之间直接和公开的沟通是非常必要的。在整个实施过程中，如果不能进行定期和公开的沟通，就会导致对该过程的误解，以及对该计划的目标和责任分工的不明确。

乐意接受变革的组织的个人更有可能发起变革，并为实施新的循证实践付出更大的努力[58]。相反，在实施 LCS 时，那些面临竞争的初级保健组织可能会在领导层的参与上遇到困难。一个高度复杂的项目（如 LCS 的实施），可能会被面临许多竞争性优先事项和资源有限的组织视为低优先级。领导层的优先权问题也会影响到个人层面[28]。在一个组织内，个人角色是实施 LCS 成功的一个重要影响因素。所有参与实施 LCS 的员工的角色和期望都应该被清楚地划分出来。两个关键的角色是"实施领导者"和"倡导者"，他们是转诊地点（初级保健医生办公室）和筛查机构之间或领导与员工之间沟通和协调的桥梁[43]。通常被提名或任命为这些角色的人，被寄予厚望，实施 LCS 是他们唯一的首要任务。然而，如果一个人担任这种角色，并面临着竞争性的优先事项（如一个在初级保健诊所内担任多种角色的转诊协调员），不太可能将足够的时间和注意力放在实施 LCS

项目上。让负责实施干预的个人参与进来，往往是实施过程中被忽视的部分[59]。在"共同决策"和"LCS"中的健康差异部分，将更详细地讨论实施 LCS 的个人层面障碍。

（四）未来方向

需要对专门为在初级保健中实施 LCS 而设计的准备评估工具进行更多的研究。该评估工具应包括：确定相互竞争的优先事项、同时进行的活动、正在进行或即将进行的系统挑战，以及在全面实施 LCS 项目之前的系统准备情况[28]。放射科专业人员和自我认同的领导者对变革的准备程度较高，可以利用这一特点制订策略，让准备程度较低、变革价值较低的初级保健医生参与进来[37]。未来的研究应着重于设计专门针对初级保健的强大实施策略。这些研究的结果应该直接为识别符合条件的 LCS 患者、进行共同决策访视、管理异常筛查结果的资源分配，以及其他针对初级保健的挑战提供策略[31, 37, 39]。然而，通过深思熟虑的计划、开放的沟通和个人的主观能动性，初级保健最终可以建立一条通往 LCS 的道路，最终减少肺癌死亡率[28]。

三、将肺癌筛查纳入电子健康档案

自 NLST 发表以来的 10 年间，肺癌筛查项目不断增多，电子健康档案（EHR）系统为提高筛查效率和扩大筛查规模提供了特别好的机会[60]。EHR 具有大量数据采集和存储的能力，可以优化 LCS 过程的多个方面[61]。然而，许多医疗系统无法提升 EHR 的优势，在某些情况下，EHR 甚至会阻碍 LCS。EHR 的局限性可能包括对吸烟史的记录不准确，非标准化模板或程序代码，非离散性的数据输入导致数据无法提取，以及漏掉那些以前没有在卫生系统或医院接受医疗服务的个人，特别是弱势患者。尽管在卫生系统或机构层面存在这些复杂性，但 PCP 来说，电子健康档案在识别符合 LCS 的个人、记录共同决策访视、跟踪筛查出的肺部结节，并促进对阳性扫描的多学科评估等方面都是宝贵的资源。"利用 EHR 优势"策略的确立具有重大潜力，可减少 LCS 过程障碍，优化 LCS 及其他有利群众健康的干预措施。

（一）充分利用电子健康档案的重点领域

肺癌危险因素的记录

如前所述，吸烟史文件的不准确是利用电子健康档案来确定 LCS 标准方面的一个众所周知的挑战。吸烟史文件存在的具体问题包括医疗服务提供者或辅助人员输入不完整或不准确的数据。此外，通过覆盖以前的记录来更新吸烟强度的软件也是一个重要的限制。吸烟史记录的数据模型往往不够理想，只包括吸烟年限和每天吸烟包数，而不是以迭代的方式记录开始日期和戒烟日期。最后，因为筛查评估指南在修订，基于吸烟史的 LCS 标准评估必须保持准确[15]。

在一项研究中，96.2% 的转诊到西雅图集中式 LCS 项目的个人，与 LCS 共同决策期间的吸烟史相比，EHR 中记录的包年数吸烟史不准确[16]。其中，85.2% 的病例少报了吸烟强度，平均不一致的时间超过 29 包年。同样，另一个研究小组发现，在参加测试 LCS 决策辅助工具的实用性试验中，有一半以上的人在 EHR 中没有记录吸烟年限和强度，只有 20% 的志愿者记录了准确的吸烟包年数[62]。这些研究和其他研究表明，根据 EHR 提供的吸烟史，得出的吸烟数据判断符合 LCS 条件的人准确率只有 25%～45%[16, 62, 63]。此外，有错误的 EHR 记录的吸烟史的个体（尽管既往有明确的 30 包年的 LCS 资格记录）做 LDCT 的可能性要低 33%[64]。这些研究表明，对 EHR 记录的吸烟数据的依赖可能造成对肺癌高危人群的筛查不足。

初级保健医生在提高吸烟史记录的准确性方面起着关键作用。一项案例研究表明：培训、流程改进、数据管理和绩效反馈等干预措施对改善 EHR 中肺癌风险评估的吸烟史记录是有效的[65]。流程改进包括在 8 个初级保健诊所实施记录风险因素数据和 LCS 率的人口健康状况查看板，并在参与机构之间分享最佳实践。这一质量改进措施表明，初级保健可以推动对 LCS 至关重要的临床要素的成功。

电子健康档案的广泛数据存储能力也为抓取额外的肺癌风险因素（如是否有慢性阻塞性肺疾病、肺癌家族史和职业性接触等），提供了机会。一些常用的肺癌风险模型包含这些因素[66, 67]。Wilshire 及其同事发现，在转诊到 LCS 项目进行筛查的个人的 EHR 记录中有一个慢性阻塞性肺疾病（chronic obstructive pulmonary disease，COPD）诊断术语，其中 68% 实际上是未经证实的诊断 [68]。虽然美国国立综合癌症网络的第二组资格标准（包括增加肺癌风险的临床风险因素）已不再使用，但这也是另一个 EHR 不准确对 LCS 的使用产生重大临床影响的例子。

如果这些挑战能够被克服，一个高度准确的电子健康档案有可能通过大量的流程改进来推进 LCS。在卫生系统的层面上，需要接受 LCS 的患者可以很容易地被识别出来，从而促进初级保健医生与患者的交谈，并更准确地转诊进行检查。此外，EHR 可以确定符合筛查条件的人现在的吸烟状况，以便进行更有针对性的烟草治疗咨询工作。最后，更准确的电子健康档案数据将激发更多基于人口水平的研究工作。

（二）EHR 支持识别符合 LCS 条件的个人

一旦电子健康档案包含了准确和完整的患者层面的数据，可以用来进行 LCS 的筛选，可以利用软件系统来制订促进筛查和优化工作流程的策略。这包括临床决策支持和提示，筛查的电子转诊，共同决策预约的安排及 LDCT。特别是对于初级保健医生来说，与筛查转诊或指令直接相连的电子提示可以显著的减少时间消耗。在一个理想的系统中，电子健康档案将提供一个综合的工作流程，用于识别符合条件的患者，促进中央、分散和混合计划的转诊和安排。虽然临床上普遍使用 EHR 工具（如最佳实践建议）来通知临床医生某个人可能符合 LCS 的条件，但据我们所知还没有数据来衡量这些干预措施对 LCS 的影响 [60, 69]。此外，即使在同一医疗系统的不同机构中，存在 EHR 在筛选转诊和标准化模板或程序代码方面使用不一致的情况 [70]。

虽然使用电子健康档案这样的与患者沟通的电子工具可以提高其他癌症的筛查率和患者的决策支持，但这一点在 LCS 中还没有得到证实 [69, 71]。O'Brien 及其同事进行了一项混合方法的比较研究，用电子或纸质表格来确定初级保健诊所中符合 LCS 条件的患者，发现总体上方案接受率很低，重点在于与患者和提供者有关的多种筛选障碍 [72]。此外，作者指出为了更好的实施，EHR 软件需要将资格标准与预约信息联系起来。在一项单独的研究中，Begnaud 及其同事在通过 EHR 识别为既往吸烟者的人群中测试了电子版 LCS 推广。在收到提供筛查的电子信息的 99 人中，只有不到 20% 的人阅读了信息并回复了完整的吸烟史[55]。这些患者中只有一半符合 LCS 的条件。这些研究表明，基于 EHR 的识别合格患者的工作流程仍然受到低接受率、不准确的 EHR 数据和缺乏综合软件系统的阻碍。

（三）跟踪 LDCT 结果以进行随访

对许多 LCS 项目来说，即使符合 LCS 条件的人完成了共同决策访视和 LDCT，跟踪筛查出的结节，以确保可持续观察依然是一个挑战。LDCT 结果的形式是以 Lung-RADS 类别展示的，可以作为离散的数据输入以便对需要监测的结节进行系统的提醒。最理想的情况是这些系统还能加强患者和提供者之间的沟通，并为符合指南的肺部结节管理提供临床决策支持。劳动密集型的手工数据输入和缺乏与大型 EHR 系统无缝的整合限制了目前可用的结节追踪软件系统。在目前的实践中，这些障碍超过了自动结节追踪的潜在好处。一些研究发现总结了追踪偶然发现的肺部结节过程中的成功策略[73-78]。这些方法是否能应用于 LCS 领域并在卫生系统层面推广使用，还有待进一步观察。

由于 EHR 中存储的信息非结构化且不完整，使得筛查结果的测量变得复杂[79]。在为 LCS 进行的 LDCT 中经常发现包括冠状动脉钙化、甲状腺结节、肝脏和肾脏囊肿等在内的偶发健康问题[80]。尽管部分发现的问题可能需要进一步评估，但它们的描述并不一致，而且很少作为独立的数据记录[81]。全面的 EHR 软件应能准确测量提供高质量 LCS 所需的临床指标[82]。

初级保健医生可以通过现有的 EHR 系统设置间隔提醒和随访扫描的信息来单独实施结节追踪。在一项针对初级保健医生的混合方法研究中提出的其他策略包括：随访检查安排的自动化、定期成像检查的纵向跟踪工具、嵌入 EHR 的决策指南甚至是虚拟咨询[83]。在这项研究中，初级保健医生还将时间限制描述为肺部结节管理的最大障碍。此外，过度依赖 EHR 会导致电子警报疲劳，可能无意中加重了初级保健的负担。在有集中的 LCS 项目的医疗系统中，EHR 可以有效地与初级保健医生交流筛查结果。专门的筛查导航员可以提供跟踪和管理服务，从而减轻初级保健的结节跟踪任务。这些方法需要明确的沟通策略，并在 LCS 项目和初级保健之间建立工作流程，以确保患者不会因随访而流失，也不会得到多余的治疗。

（四）研究差距

在确定电子健康档案在肺癌筛查中的最佳应用方面，仍然存在大量的研究空白。随着该领域向更复杂的电子能力发展，临床医生、数据科学家和生物信息学家及信息技术专家的合作至关重要。与评估分子生物标志物证据在肺癌中使用的过程类似，EHR 过程的改进应该被严格界定，然后在多个项目和卫生系统中反复地进行前瞻性测试[84]。其他新的策略（例如，通过卷积神经网络和其他机器学习方法进行分析，整合定量成像特征、临床参数和基因组学），可能可以区分良性和肿瘤性结节[85-87]。最后，在弱势群体中确定研究的优先次序，对于利用电子健康档案实现扩大 LCS 纳入量和改善健康公平的最终目标至关重要。例如，目前还不清楚如何识别那些没有与卫生系统连接的个人（通常是来自服务覆盖不足的人群）。这些和其他举措将需要与公共卫生科学家和社区推广专家合作。

在更大的范围内，EHR 可以被用来在多个医疗系统中进行人口水平的研究。例如，Ritzwoller 及其同事使用来自 34 528 人的 EHR 数据计算了 USPSTF 扩大资格标准对 5 个社区医疗机构的影响[88]。这些研究和其他研究表明，使用基于 EHR 的大型数据集（包含可靠的、纵向的、真实世界的人群）的强大平台，可以更准确地界定肺癌的临床结果[89-91]。

（五）未来方向

初级保健医生可以利用 EHR 在分散的项目中促进 LCS，同时也可以通过改善 EHR 文件记录为集中型 LCS 项目提供重要支持。在更大的范围内，EHR 可以在 LCS 的整个诊治过程中被利用，以提高检出率，促进筛查的完成并坚持跟踪。EHR 衍生的数据也可以用于肺癌结果的人口水平研究。因此，确定和测试基于 EHR 的肺癌管理策略将是该领域的一个重要进展。此外，临床医生和生物信息学家之间的合作对于开发 LCS 专用软件与现有 EHR 的无缝整合至关重要。初级保健医生在倡导系统级的方法以促进 LCS 方面发挥重要的作用，初级保健的投入对于确保 LCS 过程的成功实施至关重要。只有当这些基于 EHR 的工作流程和分析工具得到优化时，该领域才能实现降低所有肺癌风险人群的死亡率的目的。

四、肺癌筛查的保险范围和事先授权

在 2022 年，大多数拥有私人或公共医疗保险的高风险个人将获得用于肺癌筛查（LCS）的低剂量计算机体层摄影（LDCT）的保险覆盖，无须分担费用。但值得关注的是居住在选择反对根据《平价医疗法案》扩大医疗补助并选择不涵盖 LCS 的各州的医疗补助个人、在 2010 年 ACA 通过之前只有少量私人保险计划的个人，以及大多数只有短期保险计划的个人不在覆盖范围内。事先授权要求和接受的国际疾病分类第十次修订版临床修改版（International Classifcation of Diseases，Tenth Revision，Clinical Modifcation，ICD-10-CM）的诊断代码也可能因保险计划而异。此外，大多数保险计划未被要求承保网络外卫生保健提供者提供的服务。需要注意的是，没有费用分担的保险通常只适用于每年的 LDCT（以及对有医疗保险的患者进行共同决策访视）。许多患者将经历共同支付和分担诊断性 CT 和其他测试的费用，以评估通过筛查发现的异常问题。

（一）私人保险范围

2013 年，美国预防服务工作组（USPSTF）为 55—80 岁、至少有 30 包年吸烟史、现在吸烟或戒烟 15 年内的成年人提供了 LCS 与 LDCT 的 B 级推荐[4]。2021 年 3 月，该建议被更新为包括年龄在 50—80 岁、至少有 20 包年吸烟史、现在吸烟或戒烟 15 年内的个人[5]。如果一个人的健康状况限制了预期寿命，或者不愿意接受肺癌的治愈性治疗，建议停止筛查。根据 ACA，除去少数明显的例外，私人保险计划通常需要提供所有 A 级和 B 级预防服务的保险，而不需要受益人分担费用[92]。少数在 2010 年 ACA 颁布前就存在的私人保险计划被认为具有"祖父地位"，不受 ACA 要求覆盖预防服务的限制[93]。同样，拥有"短期"健康计划的患者一般没有预防保健的保险。对于有这些健康计划的患者，需要咨询个人计划文件以确定覆盖范围和费用分担。对于大多数拥有私人或个人健康保险的患者来说，筛查将被覆盖而无须分担费用。因保险计划而不同，事先授权要求和其接受的 ICD-10-CM 诊断代码可能不同。

（二）医疗保险范围

2015 年，美国医疗保险和医疗补助服务中心（CMS）发布了一份决议备忘录，确定有足够的证据证明 LDCT 对符合条件的受益者的覆盖是合理的[94]。LCS 现在包括在"医疗保险 B 部分"（Medicare Part B）和"医疗保险优势计划"（Medicare Advantage plan）中，后者是由与联邦政府签约的私人保险公司提供的计划。CMS 对合格受益人的定义具体如下。

① 年龄 55—77 岁。

② 无症状（没有肺癌的迹象或症状）。

③ 至少有 30 包年的吸烟史。

④ 现在吸烟者或在过去 15 年内戒烟的人。

除了上述标准外，CMS 的决定还包括一项前所未有的要求：受益人在接受筛查前必须接受医生或有资格的非医生执业者的肺癌筛查咨询和共同决策访视。共同决策访视是在初次筛查前需要进行的面对面交流，可以亲自进行，也可以通过远程医疗进行。随后的 LCS 研究不需要共同决策访视，但是可以收费进行共同决策访视。共同决策访视使用当前程序术语（current procedural terminology，CPT）代码 G0296 进行结算，该代码必须与适当的 ICD-10-CM 诊断代码联系起来，即既往（Z87.891）或现在（F17.21*）尼古丁依赖（表 4-2）。共同决策就诊可以作为评估和管理就诊的一部分进行，并使用 25 种模式计费。为了获得承保资格，进行共同决策访视的提供者必须在患者的病例记录中记录以下内容。

表 4-2　与肺癌筛查有关的常见计费代码		
	CPT 代码	
肺癌筛查 CT	71271	胸部 CT，低剂量，用于肺癌筛查，无对比剂
共同决策访视	G0296	咨询访视，讨论是否需要使用低剂量计算机体层摄影（LDCT）进行肺癌筛查
戒烟咨询	99406	戒烟和烟草使用咨询访视；中级，3～10min
	99407	戒烟和烟草使用咨询访视；>10min
	ICD-10-CM 代码	
既往吸烟者	Z87.891	个人烟草使用史 / 个人尼古丁依赖史

（续表）

	CPT 代码	
现在的吸烟者	F17.210	尼古丁依赖，香烟，无并发症
	F17.211	尼古丁依赖，香烟，缓解期
	F17.213	尼古丁依赖，香烟，有戒断现象
	F17.218	尼古丁依赖，香烟，与其他尼古丁引起的疾病
	F17.219	尼古丁依赖，香烟，伴有未分类的尼古丁引起的疾病

① 受益资格的确定包括年龄、没有肺癌的体征或症状、具体计算吸烟包年数；如果是既往吸烟者，还要计算戒烟后的年数。

② 共同决策，可使用一个或多个决策辅助工具，以判断包括筛查、后续诊断测试、过度诊断、假阳性率和总暴露辐射剂量在内的风险和获益。

③ 给予辅导咨询，内容包括坚持每年进行肺癌 LDCT 筛查的重要性，共存病的影响，以及接受诊断和治疗的能力或意愿。

④ 如果既往是吸烟者，则咨询保持戒烟的重要性；如果现在是吸烟者，则咨询戒烟的重要性，并酌情提供有关戒烟干预措施的信息。

⑤ 如果合适的话，提供书面的 LDCT 肺癌检查单。

初次和后续的 LCS LDCT 的医嘱必须包括以下信息：受益人的出生日期、实际吸烟包年数（数量）、现在的吸烟状况，对于既往吸烟者，戒烟后的年数，受益人无症状的声明和预约医生的美国国家提供者标识（National Provider Identifer，NPI）。

LCS 的 LDCT 的适当 CPT 代码是 71271 "CT、胸部、低剂量肺癌筛查、无对比剂"。与有商业保险的患者不同，如果是在独立的诊断测试机构（Independent Diagnostic Testing Facility，IDTF）进行的 LDCT，目前"医疗保险"（medicare）的患者未被覆盖。

（三）医疗补助覆盖率

与由美国联邦政府运作的医疗保险不同，各州在广泛的联邦准则下运作自己的医疗补助计划。虽然联邦法律要求覆盖某些强制性福利，但各州在决定所提供的可选福利的范围方面有广泛的余地。根据 ACA，各州可以选择将医疗补助计划扩大到联邦贫困线 138% 以内的个人。选择扩大医疗补助范围的州必须为所有被 USPSTF 评为 A 级或 B 级的预防服务提供无费用分担的保险。这包括为符合 USPSTF 资格标准的人提供 LCS 保险。在没有选择扩大医疗补助的州，各州可以选择覆盖 LCS，但这并不是必须的。截至 2022 年 1 月，已有 39 个州（包括华盛顿特区）选择了扩大医疗补助计划[95]。对于居住在没有扩大医疗补助的州的患者，覆盖范围和条件可能有所不同，在为 LCS 订购 LCDT 之前需要进行研究。

（四）事先授权

对于传统联邦保险［"医疗保险 B 部分"（Medicare Part B）］的患者，只要在 LCS LDCT 订单中提供适当的信息，并且该订单与公认的 ICD-10-CM 代码相关联，就不需要事先授权。参加"医疗保险优势计划"（Medicare Advantage Plan）的患者可能需要事先授权。同样，通过私人保险计划和医疗补助（Medicaid）进行保险通常需要事先授权。由于事先授权要求因计划而异，因此必须查阅各个计划材料以确定所需的文件，以及可接受的 ICD-10-CM 诊断代码。

参 考 文 献

[1] National Lung Screening Trial Research Team, Aberle DR, Berg CD, Black WC, Church TR, Fagerstrom RM, Galen B, Gareen IF, Gatsonis C, Goldin J, Gohagan JK, Hillman B, Jaffe C, Kramer BS, Lynch D, Marcus PM, Schnall M, Sullivan DC, Sullivan D, Zylak CJ. The National Lung Screening Trial: overview and study design. Radiology. 2011;258(1):243–53. https://doi.org/10.1148/radiol.10091808. Epub 2010 Nov 2. PMID: 21045183; PMCID: PMC3009383.

[2] Armstrong K, Kim JJ, Halm EA, Ballard RM, Schnall MD. Using lessons from breast, cervical, and colorectal cancer screening to inform the development of lung cancer screening programs. Cancer. 2016;122(9):1338–42. https://doi.org/10.1002/cncr.29937. Epub 2016 Feb 29. PMID: 26929386; PMCID: PMC4840047.

[3] Wood DE, Eapen GA, Ettinger DS, et al. NCCN clinical practice guidelines in oncology: lung cancer screening. Version 1, 2012. http://www.nccn.org/professionals/physician_gls/pdf/lung_screening.pdf. Accessed 9 Jan 2012.

[4] Moyer VA, U.S. Preventive Services Task Force. Screening for lung cancer: U.S. Preventive Services Task Force recommendation statement. Ann Intern Med. 2014;160(5):330–8. https://doi.org/10.7326/

M13–2771. PMID: 24378917.

[5] US Preventive Services Task Force, Krist AH, Davidson KW, Mangione CM, Barry MJ, Cabana M, Caughey AB, Davis EM, Donahue KE, Doubeni CA, Kubik M, Landefeld CS, Li L, Ogedegbe G, Owens DK, Pbert L, Silverstein M, Stevermer J, Tseng CW, Wong JB. Screening for lung cancer: US Preventive Services Task Force Recommendation Statement. JAMA. 2021;325(10):962–70. https://doi.org/10.1001/jama.2021.1117. PMID: 33687470.

[6] Harris RP, Sheridan SL, Lewis CL, Barclay C, Vu MB, Kistler CE, Golin CE, DeFrank JT, Brewer NT. The harms of screening: a proposed taxonomy and application to lung cancer screening. JAMA Intern Med. 2014;174(2):281–5. https://doi.org/10.1001/jamainternmed.2013.12745. Erratum in: JAMA Intern Med. 2014 Mar;174(3):484. PMID: 24322781.

[7] USPSTF (U.S. Preventive Services Task Force). Modeling report: other supporting document for lung cancer: screening. 2013. https://www.uspreventiveservicestaskforce.org/Page/Document/modeling-report/lung-cancer-screening. Accessed 15 Jan 2022.

[8] Brenner DR, Boffetta P, Duell EJ, Bickeböller H, Rosenberger A, McCormack V, Muscat JE, Yang P, Wichmann H-E, Brueske-Hohlfeld I, Schwartz AG, Cote ML, Tjønneland A, Friis S, Le Marchand L, Zhang Z-F, Morgenstern H, SzeszeniaDabrowska N, Lissowska J, Zaridze D, Rudnai P, Fabianova E, Foretova L, Janout V, Bencko V, Schejbalova M, Brennan P, Mates IN, Lazarus P, Field JK, Raji O, McLaughlin JR, Liu G, Wiencke J, Neri M, Ugolini D, Andrew AS, Lan Q, Hu W, Orlow I, Park BJ, Hung RJ. Previous lung diseases and lung cancer risk: a pooled analysis from the International Lung Cancer Consortium. Am J Epidemiol. 2012;176(7):573–85.

[9] McKee BJ, Hashim JA, French RJ, McKee AB, Hesketh PJ, Lamb CR, Williamson C, Flacke S, Wald C. Experience with a CT screening program for individuals at high risk for developing lung cancer. J Am Coll Radiol. 2015;12(2):192–7. https://doi.org/10.1016/j.jacr.2014.08.002. Epub 2014 Aug 28. PMID: 25176498.

[10] CMS (Centers for Medicare & Medicaid Services). Decision memo for screening for lung cancer with low dose computed tomography (LDCT) (cag-00439n). 2015. https://www.cms.gov/medicare-coverage-database/view/ncacal-decision-memo.aspx?proposed=N&NCAId=274. Accessed 12 Nov 2021.

[11] Ersek JL, Eberth JM, McDonnell KK, Strayer SM, Sercy E, Cartmell KB, Friedman DB. Knowledge of, attitudes toward, and use of low-dose computed tomography for lung cancer screening among family physicians. Cancer. 2016;122(15):2324–31.

[12] Lewis JA, Petty WJ, Tooze JA, Miller DP, Chiles C, Miller AA, Bellinger C, Weaver KE. Low-dose CT lung cancer screening practices and attitudes among primary care providers at an academic medical center. Cancer Epidemiol Biomark Prev. 2015;24(4):664–70.

[13] Volk RJ, Foxhall LE. Readiness of primary care clinicians to implement lung cancer screening programs. Prev Med Rep. 2015;2:717–9.

[14] Raz DJ, Wu GX, Consunji M, Nelson R, Sun C, Erhunmwunsee L, et al. Perceptions and utilization of lung cancer screening among primary care physicians. J Thorac Oncol. 2016;11(11):1856–62.

[15] Force UPST. Screening for lung cancer: US Preventive Services Task Force Recommendation Statement. JAMA. 2021;325(10):962–70.

[16] Modin HE, Fathi JT, Gilbert CR, Wilshire CL, Wilson AK, Aye RW, Farivar AS, Louie BE, Vallieres E, Gorden JA. Pack year cigarette smoking history for determination of lung cancer screening

eligibility. Comparison of the electronic medical record versus a shared decision-making conversation. Ann Am Thorac Soc. 2017;14:1320–5.

[17] Mazzone PJ, Tenenbaum A, Seeley M, Petersen H, Lyon C, Han X, Wang XF. Impact of a lung cancer screening counseling and shared decision-making visit. Chest. 2017;151(3):572–8. https://doi. org/10.1016/j.chest.2016.10.027. Epub 2016 Nov 1. PMID: 27815154.

[18] Paige SR, Salloum RG, Carter-Harris L. Assessment of lung cancer screening eligibility on NCI-designated cancer center websites. J Cancer Educ. 2021. https://doi.org/10.1007/s13187–021–02051–w. Epub ahead of print. PMID: 34478042.

[19] US Preventive Services Task Force. Final recommendation statement: lung cancer: screening. https://www.uspreventiveservicestaskforce.org/Page/Document/RecommendationStatement-Final/lung-cancer-screening. Accessed 28 Jan 2022.

[20] Jensen TS, Chin J, Ashby L, Hermansen J, Hutter JD. Decision memo for screening for lung cancer with low dose computed tomography (LDCT). 2015. https://www.cms.gov/medicare-cover age-database/details/nca-decision-memo.aspx?NCAId=274. Accessed 28 Jan 2022.

[21] Kanodra NM, Pope C, Halbert CH, Silvestri GA, Rice LJ, Tanner NT. Primary care provider and the patient perspectives on lung cancer screening: a qualitative study. Ann Am Thorac Soc. 2016;13:1977–82.

[22] Zapka JG, Lemon SC. Interventions for patients, providers, and health care organizations. Cancer. 2004;101:1165–87.

[23] Janssen K, Schertz K, Rubin N, Begnaud A. Incidental findings in a decentralized lung cancer screening program. Ann Am Thorac Soc. 2019;16(9):1198–201. https://doi.org/10.1513/AnnalsATS.201812–908RL. [PubMed: 31251089].

[24] Hirsch EA, New ML, Brown SL, Barón AE, Sachs PB, Malkoski SP. Impact of a hybrid lung cancer screening model on patient outcomes and provider behavior. Clin Lung Cancer. 2020;21(6):e640–6. https://doi.org/10.1016/j.cllc.2020.05.018. Epub 2020 May 23. PMID: 32631782; PMCID: PMC7606309.

[25] Yarnall KSH, Pollak KI, Østbye T, Krause KM, Michener JL. Primary care: is there enough time for prevention? Am J Public Health. 2003;93(4):635–41.

[26] Triplette M, Kross EK, Mann BA, Elmore JG, Slatore CG, Shahrir S, Romine PE, Frederick PD, Crothers K. An assessment of primary care and pulmonary provider perspectives on lung cancer screening. Ann Am Thorac Soc. 2018;15(1):69–75. https://doi.org/10.1513/AnnalsATS.201705–392OC. PMID: 28933940; PMCID: PMC5822418.

[27] Gestalter YB, Koppelman E, Bolton R, Slatore CG, Yoon SH, Cain HC, Tanner NT, Au DH, Clark JA, Wiener RS. Evaluations of implementation at early-adopting lung cancer screening programs: lessons learned. Chest. 2017;152(1):70–80. https://doi.org/10.1016/j.chest.2017.02.012. Epub 2017 Feb 20. PMID: 28223153.

[28] Allen CG, Cotter MM, Smith RA, Watson L. Successes and challenges of implementing a lung cancer screening program in federally qualified health centers: a qualitative analysis using the Consolidated Framework for Implementation Research. Transl Behav Med. 2020;11(5):1088–98.

[29] Ortmeyer K, Ma GX, Kaiser LR, Erkmen C. Effective educational approaches to training physicians about lung cancer screening. J Cancer Educ. 2022;37(1):52–7.

[30] Doty J, Lackey L, Ersek J, Howard D, Clary A. P3.11–05 use of electronic medical record (EMR)–

embedded clinical decision support tools improves lung cancer screening rates. J Thorac Oncol. 2018;13(10):S960.

[31] Kinsinger LS, Anderson C, Kim J, Larson M, Chan SH, King HA, et al. Implementation of lung cancer screening in the veterans health administration. JAMA Intern Med. 2017;177(3):399–406.

[32] Zeliadt SB, Hoffman RM, Birkby G, Eberth JM, Brenner AT, Reuland DS, et al. Challenges implementing lung cancer screening in federally qualified health centers. Am J Prev Med. 2018;54(4):568–75.

[33] Percac-Lima S, Ashburner JM, Rigotti NA, Park ER, Chang Y, Kuchukhidze S, et al. Patient navigation for lung cancer screening among current smokers in community health centers a randomized controlled trial. Cancer Med. 2018;7(3):894–902.

[34] Brenner AT, Cubillos L, Birchard K, Doyle-Burr C, Eick J, Henderson L, et al. Improving the implementation of lung cancer screening guidelines at an academic primary care practice. J Healthc Qual. 2018;40(1):27–35.

[35] Wiener RS, Gould MK, Arenberg DA, Au DH, Fennig K, Lamb CR, et al. An official American Thoracic Society/American College of Chest Physicians policy statement: implementation of low-dose computed tomography lung cancer screening programs in clinical practice. Am J Respir Crit Care Med. 2015;192(7):881–91.

[36] National Academies of Sciences, Engineering, and Medicine. Implementation of lung cancer screening: proceedings of a workshop. Washington, DC: The National Academies Press; 2017. https://doi.org/10.17226/23680.

[37] Spalluto LB, Lewis JA, Stolldorf D, Yeh VM, Callaway-Lane C, Wiener RS, Slatore CG, Yankelevitz DF, Henschke CI, Vogus TJ, Massion PP, Moghanaki D, Roumie CL. Organizational readiness for lung cancer screening: a cross-sectional evaluation at a Veterans Affairs Medical Center. J Am Coll Radiol. 2021;18(6):809–19. https://doi.org/10.1016/j.jacr.2020.12.010. Epub 2021 Jan 7. Erratum in: J Am Coll Radiol. 2021 Sep;18(9):1371. PMID: 33421372; PMCID: PMC8180484.

[38] Erkmen CP, Moore RF, Belden C, DiSesa V, Kaiser LR, Ma GX, Paranjape A. Overcoming barriers to lung cancer screening by implementing a single-visit patient experience. Int J Cancer Oncol. 2017;4(2). https://doi.org/10.15436/2377–0902.17.1469. Epub 2017 May 17. PMID: 29399636; PMCID: PMC5796669.

[39] McKee BJ, McKee AB, Flacke S, et al. Initial experience with a free, high-volume, low-dose CT lung cancer screening program. J Am Coll Radiol. 2013;10:586–92.

[40] Carter-Harris L, Ceppa DP, Hanna N, Rawl SM. Lung cancer screening: what do long-term smokers know and believe? Health Expect. 2017;20(1):59–68. https://doi.org/10.1111/hex.12433. Epub 2015 Dec 23. PMID: 26701339; PMCID: PMC4919238.

[41] Tanner NT, Egede LE, Shamblin C, Gebregziabher M, Silvestri GA. Attitudes and beliefs toward lung cancer screening among US Veterans. Chest. 2013;144(6):1783–7. https://doi.org/10.1378/chest.13–0056. PMID: 23764896; PMCID: PMC3848465.

[42] Ferlie EB, Shortell SM. Improving the quality of health care in the United Kingdom and the United States: a framework for change. Milbank Q. 2001;79(2):281–315. https://doi.org/10.1111/1468–0009.00206. PMID: 11439467; PMCID: PMC2751188.

[43] Damschroder LJ, Aron DC, Keith RE, Kirsh SR, Alexander JA, Lowery JC. Fostering implementation of health services research findings into practice: a consolidated framework for advancing

implementation science. Implement Sci. 2009;4:50. https://doi.org/10.1186/1748–5908–4–50. PMID: 19664226; PMCID: PMC2736161.

[44] Burnes B. Emergent change and planned change–competitors or allies?: The case of XYZ construction. Int J Oper Prod Manag. 2004;24(9):886–902. https://doi.org/10.1108/01443570410552108

[45] Liang S, Kegler MC, Cotter M, Emily P, Beasley D, Hermstad A, Morton R, Martinez J, Riehman K. Integrating evidence-based practices for increasing cancer screenings in safety net health systems: a multiple case study using the Consolidated Framework for Implementation Research. Implement Sci. 2016;11:109. https://doi.org/10.1186/s13012–016–0477–4. Erratum in: Implement Sci. 2016;11(1):130. PMID: 27485452; PMCID: PMC4970264.

[46] Walker TJ, Risendal B, Kegler MC, Friedman DB, Weiner BJ, Williams RS, Tu SP, Fernandez ME. Assessing levels and correlates of implementation of evidence-based approaches for colorectal cancer screening: a cross-sectional study with federally qualified health centers. Health Educ Behav. 2018;45(6):1008–15. https://doi.org/10.1177/1090198118778333. Epub 2018 Jul 10. PMID: 29991294; PMCID: PMC6226355.

[47] Kegler MC, Liang S, Weiner BJ, Tu SP, Friedman DB, Glenn BA, Herrmann AK, Risendal B, Fernandez ME. Measuring constructs of the consolidated framework for implementation research in the context of increasing colorectal cancer screening in federally qualified health center. Health Serv Res. 2018;53(6):4178–203. https://doi.org/10.1111/1475–6773.13035. Epub 2018 Sep 10. PMID: 30260471; PMCID: PMC6232399.

[48] Chen LH, Quinn V, Xu L, Gould MK, Jacobsen SJ, Koebnick C, Reynolds K, Hechter RC, Chao CR. The accuracy and trends of smoking history documentation in electronic medical records in a large managed care organization. Subst Use Misuse. 2013;48(9):731–42. https://doi.org/10.3109/10826084. 2013.787095. Epub 2013 Apr 26. PMID: 23621678.

[49] Wu YC, Perkovich MT, Woldemichael KM, et al. Electronic medical record smoking history does not accurately identify candidates for lung cancer screening—disproportionately affecting vulnerable and high-risk populations. Am J Respir Crit Care Med. 2016;193:A1092.

[50] Begnaud AL, Joseph AM, Lindgren BR. Randomized electronic promotion of lung cancer screening: a pilot. JCO Clin Cancer Inform. 2017;1:1–6. https://doi.org/10.1200/CCI.17.00033. PMID: 30657381; PMCID: PMC6874003.

[51] Kawamoto K, Houlihan CA, Balas EA, Lobach DF. Improving clinical practice using clinical decision support systems: a systematic review of trials to identify features critical to success. BMJ. 2005;330(7494):765. https://doi.org/10.1136/bmj.38398.500764.8F. Epub 2005 Mar 14. PMID: 15767266; PMCID: PMC555881.

[52] Mejia MC, Zoorob R, Gonzalez S, Mosqueda M, Levine R. Key informants' perspectives on implementing a comprehensive lung cancer screening program in a safety net healthcare system: leadership, successes, and barriers. J Cancer Educ. 2021. https://doi.org/10.1007/s13187–020–01931–x. Epub ahead of print. PMID: 33417096.

[53] Quaife SL, Marlow LAV, McEwen A, Janes SM, Wardle J. Attitudes towards lung cancer screening in socioeconomically deprived and heavy smoking communities: informing screening communication. Health Expect. 2017;20(4):563–73. https://doi.org/10.1111/hex.12481. Epub 2016 Jul 11. PMID: 27397651; PMCID: PMC5513004.

[54] Rankin NM, McWilliams A, Marshall HM. Lung cancer screening implementation: complexities and

priorities. Respirology. 2020;25(Suppl 2):5–23. https://doi.org/10.1111/resp.13963. PMID: 33200529.

[55] http://www.cms.gov/medicare-coverage-database/details/nca-proposed-decision-memo. aspx?NCAId=274. Accessed 12 Nov 2021.

[56] Optican RJ, Chiles C. Implementing lung cancer screening in the real world: opportunity, challenges and solutions. Transl Lung Cancer Res. 2015;4(4):353–64. https://doi.org/10.3978/j.issn.2218–6751.2015.07.14. PMID: 26380176; PMCID: PMC4549464.

[57] Cressman S, Lam S, Tammemagi MC, Evans WK, Leighl NB, Regier DA, Bolbocean C, Shepherd FA, Tsao MS, Manos D, Liu G, Atkar-Khattra S, Cromwell I, Johnston MR, Mayo JR, McWilliams A, Couture C, English JC, Goffin J, Hwang DM, Puksa S, Roberts H, Tremblay A, MacEachern P, Burrowes P, Bhatia R, Finley RJ, Goss GD, Nicholas G, Seely JM, Sekhon HS, Yee J, Amjadi K, Cutz JC, Ionescu DN, Yasufuku K, Martel S, Soghrati K, Sin DD, Tan WC, Urbanski S, Xu Z, Peacock SJ; Pan-Canadian Early Detection of Lung Cancer Study Team. Resource utilization and costs during the initial years of lung cancer screening with computed tomography in Canada. J Thorac Oncol. 2014;9(10):1449–58. https://doi.org/10.1097/JTO.0000000000000283. PMID: 25105438; PMCID: PMC4165479.

[58] Weiner BJ, Lewis MA, Linnan LA. Using organization theory to understand the determinants of effective implementation of worksite health promotion programs. Health Educ Res. 2009;24(2):292–305. https://doi.org/10.1093/her/cyn019. Epub 2008 May 9. PMID: 18469319.

[59] Pronovost PJ, Berenholtz SM, Needham DM. Translating evidence into practice: a model for large scale knowledge translation. BMJ. 2008;337:a1714. https://doi.org/10.1136/bmj.a1714. PMID: 18838424.

[60] Fathi JT, White CS, Greenberg GM, Mazzone PJ, Smith RA, Thomson CC. The integral role of the electronic health record and tracking software in the implementation of lung cancer screening; a call to action to developers: a white paper from the National Lung Cancer Roundtable. Chest. 2020;157(6):1674–9.

[61] Hernandez-Boussard T, Blayney DW, Brooks JD. Leveraging digital data to inform and improve quality cancer care. Cancer Epidemiol Biomarkers Prev. 2020;29(4):816.

[62] Patel N, Miller DP, Snavely AC, Bellinger C, Foley KL, Case D, et al. A comparison of smoking history in the electronic health record with self-report. Am J Prev Med. 2020;58(4):591–5.

[63] Cole AM, Pflugeisen B, Schwartz MR, Miller SC. Cross sectional study to assess the accuracy of electronic health record data to identify patients in need of lung cancer screening. BMC Res Notes. 2018;11(1):14.

[64] Tarabichi Y, Kats DJ, Kaelber DC, Thornton JD. The impact of fluctuations in pack-year smoking history in the electronic health record on lung cancer screening practices. Chest. 2018;153(2):575–8.

[65] Peterson E, Harris K, Farjah F, Akinsoto N, Marcotte LM. Improving smoking history documentation in the electronic health record for lung cancer risk assessment and screening in primary care: a case study. Healthcare. 2021;9(4):100578.

[66] Bach PB, Kattan MW, Thornquist MD, Kris MG, Tate RC, Barnett MJ, et al. Variations in lung cancer risk among smokers. J Natl Cancer Inst. 2003;95(6):470–8.

[67] Tammemagi MC, Katki HA, Hocking WG, Church TR, Caporaso N, Kvale PA, et al. Selection criteria for lung-cancer screening. N Engl J Med. 2013;368(8):728–36.

[68] Wilshire CL, Fuller CC, Gilbert CR, Handy JR, Costas KE, Louie BE, et al. Electronic medical record

inaccuracies: multicenter analysis of challenges with modified lung cancer screening criteria. Can Respir J. 2020;2020:7142568.

[69] Patel MS, Navathe AS, Liao JM. Using nudges to improve value by increasing imaging-based cancer screening. J Am Coll Radiol. 2020;17(1):38–41.

[70] Gould MK, Sakoda LC, Ritzwoller DP, Simoff MJ, Neslund-Dudas CM, Kushi LH, et al. Monitoring lung cancer screening use and outcomes at four cancer research network sites. Ann Am Thorac Soc. 2017;14(12):1827–35.

[71] Mougalian SS, Gross CP, Hall EK. Text messaging in oncology: a review of the landscape. JCO Clin Cancer Inform. 2018;2:1–9.

[72] O'Brien MA, Sullivan F, Carson A, Siddiqui R, Syed S, Paszat L. Piloting electronic screening forms in primary care: findings from a mixed methods study to identify patients eligible for low dose CT lung cancer screening. BMC Fam Pract. 2017;18(1):95.

[73] Weinstock TG, Tewari A, Patel H, Kelley K, Tananbaum R, Flores A, et al. No stone unturned: Nodule Net, an intervention to reduce loss to follow-up of lung nodules. Respir Med. 2019;157:49–51.

[74] Lim PS, Schneider D, Sternlieb J, Taupin M, Sich N, Dian J, et al. Process improvement for follow-up radiology report recommendations of lung nodules. BMJ Open Qual. 2019;8(2):e000370.

[75] Murphy DR, Thomas EJ, Meyer AND, Singh H. Development and validation of electronic health record–based triggers to detect delays in follow-up of abnormal lung imaging findings. Radiology. 2015;277(1):81–7.

[76] Dyer DS, Zelarney PT, Carr LL, Kern EO. Improvement in follow-up imaging with a patient tracking system and computerized registry for lung nodule management. J Am Coll Radiol. 2021;18(7): 937–46.

[77] Aase A, Fabbrini AE, White KM, Averill S, Gravely A, Melzer AC. Implementation of a standardized template for reporting of incidental pulmonary nodules: feasibility, acceptability, and outcomes. J Am Coll Radiol. 2020;17(2):216–23.

[78] Shelver J, Wendt CH, McClure M, Bell B, Fabbrini AE, Rector T, et al. Effect of an automated tracking registry on the rate of tracking failure in incidental pulmonary nodules. J Am Coll Radiol. 2017;14(6):773–7.

[79] Rai A, Doria-Rose VP, Silvestri GA, Yabroff KR. Evaluating lung cancer screening uptake, outcomes, and costs in the united states: challenges with existing data and recommendations for improvement. J Natl Cancer Inst. 2019;111(4):342–9.

[80] Morgan L, Choi H, Reid M, Khawaja A, Mazzone PJ. Frequency of incidental findings and subsequent evaluation in low-dose computed tomographic scans for lung cancer screening. Ann Am Thorac Soc. 2017;14(9):1450–6.

[81] Mazzone PJ, Silvestri GA, Souter LH, Caverly TJ, Kanne JP, Katki HA, et al. Screening for lung cancer: CHEST guideline and expert panel report. Chest. 2021;160(5):e427–94.

[82] Mazzone PJ, White CS, Kazerooni EA, Smith RA, Thomson CC. Proposed Quality Metrics for Lung Cancer Screening Programs: A National Lung Cancer Roundtable Project. Chest. 2021;160(1):368–78.

[83] Talutis SD, Childs E, Goldman AL, Knapp PE, Gupta A, Ferrao C, et al. Strategies to optimize management of incidental radiographic findings in the primary care setting: a mixed methods study. Am J Surg. 2022;223(2):297–302.

[84] Mazzone PJ, Sears CR, Arenberg DA, Gaga M, Gould MK, Massion PP, et al. Evaluating molecular

biomarkers for the early detection of lung cancer: when is a biomarker ready for clinical use? An Official American Thoracic Society Policy Statement. Am J Respir Crit Care Med. 2017;196(7): e15–29.

[85] Baldwin DR, Gustafson J, Pickup L, Arteta C, Novotny P, Declerck J, et al. External validation of a convolutional neural network artificial intelligence tool to predict malignancy in pulmonary nodules. Thorax. 2020;75(4):306.

[86] Massion PP, Antic S, Ather S, Arteta C, Brabec J, Chen H, et al. Assessing the accuracy of a deep learning method to risk stratify indeterminate pulmonary nodules. Am J Respir Crit Care Med. 2020;202(2):241–9.

[87] Wang J, Gao R, Huo Y, Bao S, Xiong Y, Antic SL, et al. Lung cancer detection using colearning from chest CT images and clinical demographics. In: Proceedings of SPIE—the International Society for Optical Engineering; 2019 (0277–786X (Print)).

[88] Ritzwoller DP, Meza R, Carroll NM, Blum-Barnett E, Burnett-Hartman AN, Greenlee RT, et al. Evaluation of population-level changes associated with the 2021 US Preventive Services Task Force lung cancer screening recommendations in community-based health care systems. JAMA Netw Open. 2021;4(10):e2128176–e.

[89] Yuan Q, Cai T, Hong C, Du M, Johnson BE, Lanuti M, et al. Performance of a machine learning algorithm using electronic health record data to identify and estimate survival in a longitudinal cohort of patients with lung cancer. JAMA Netw Open. 2021;4(7):e2114723–e.

[90] Carr LL, Zelarney P, Meadows S, Kern JA, Long MB, Kern E. Development of a cancer care summary through the electronic health record. J Oncol Pract. 2016;12(2):e231–e40.

[91] Yeh MA-O, Wang YA-O, Yang HA-O, Bai KA-O, Wang HA-O, Li YA-O. Artificial intelligencebased prediction of lung cancer risk using nonimaging electronic medical records: deep learning approach. J Med Internet Res. 2021;23(8)(1438–8871 (Electronic)).

[92] Seiler N, MalCarney M, et al. Coverage of clinical preventive services under the affordable care act: from law to access. Public Health Rep. 2014;129(6):526–32.

[93] Internal Revenue Service, Department of the Treasury; Employee Benefits Security Administration, Department of Labor; Office of Consumer Information and Insurance Oversight, Department of Health and Human Services. Interim final rules for group health plans and health insurance coverage relating to status as a grandfathered health plan under the Patient Protection and Affordable Care Act. Interim final rules with request for comments. Fed Regist. 2010;75(116):34537–70.

[94] Centers for Medicare & Medicaid Services. Decision memo for screening for lung cancer with low dose computed tomography (LDCT) (CAG-00439N). Published February 2015. https://www.cms.gov/medicare-coverage-database/view/ncacal-decision-memo.aspx?proposed= N&NCAId=274. Accessed 27 Jan 2022.

[95] Kaiser Family Foundation. Status of state medicaid expansion decisions: interactive map. Updated January 18, 2022. https://www.kff.org/medicaid/issue-brief/status-of-state-medicaid-expansion-decisions-interactive-map/. Accessed 27 Jan 2022.

第 5 章　将戒烟和共同决策讨论纳入创新型的肺癌筛查体系

Innovations in Integrating Smoking Cessation and the Shared Decision-Making Discussion into Lung Cancer Screening

Theresa Roelke　Richard M. Schwartzstein　Thomas Houston　Douglas Holt　著

预计到 2025 年，肺癌存活率将翻一番，部分原因是逐渐增加的低剂量计算机体层摄影（low-dose computed tomography，LDCT）筛查使早期肺癌能够被发现。肺癌筛查过程始于临床医生［是初级保健医生（primary care physician，PCP）或肺癌筛查专家或具有专业知识的个人］和患者之间的共同决策（shared decision-making，SDM）讨论，以决定是否进行肺癌筛查。该咨询旨在确定癌症筛查的风险和获益、假阳性/假阴性结果、戒烟、伴随肺结节检出的不确定性内容、在筛查过程中对肺气肿和动脉粥样硬化等共存疾病的影响。

本章在肺癌筛查的背景下讨论 SDM。未来的肺癌筛查将结合创新工具，将患者本身融入进来，通过创造一个体验式学习环境让患者更好地了解肺结节和筛查过程，从而减少焦虑，并加强对戒烟的支持，这是非常让人期待的。

一、共同决策讨论的组成部分

在商业、教育和医疗保健领域，每天都在发生 SDM 讨论，它是以患者为中心的优质护理的核心，也是患者及家庭就自己或亲人的医疗保健照护进行的每一次对话的关键部分。SDM 是一个有意识的过程，在此过程中医疗保健提供者、患者和家人能够基于共同讨论合作确定全程保健计划，结合患者独特的生活方式和家庭环境，依据患者的目标和价值观来保持良好的健康和生活质量。

在肺癌筛查的 SDM 讨论中，临床医生与符合条件的患者一起讨论临床证据，肺癌筛查需符合患者的个人价值观和倾向性，从而确保筛查的决定适合他们。

肺癌筛查讨论的组成部分包括探讨肺癌筛查标准、个体罹患肺癌的风险、个人偏好，益处或危害，以及进一步确诊可疑的共存病，从而避免额外诊断成本。对患者的正常器官功能状态进行评估，这与被诊断出肺癌时他们接受治疗和（或）手术的意愿或能力有关。讨论的内容还包括潜在的危害，如假阴性 / 假阳性结果及其带来的后续相关检查；动脉粥样硬化和肺气肿等的偶然发现；额外辐射的可能性；不确定结果导致的焦虑风险；承担保险未涵盖或不能全额报销的检查费用[1]。

肺癌筛查的益处包括早期发现和降低肺癌全因死亡率。对 LDCT 筛查其他结果的干预也是 SDM 访视的重要组成部分，包括通过各种支持系统来提供戒烟服务，如行为和药物治疗、团体项目和戒烟热线推荐。

决策辅助工具可以成为支持 SDM 讨论的利器。我们开发许多决策辅助工具或决策支持工具来帮助肺癌筛查。这些纸质的、视频的或网络工具有助于患者评估他们做出的选择。这些工具描述筛选标准，解析关键术语，显示相关的解剖结构，生成 CT 检查的时间表，阐述筛查计划的风险和益处。决策辅助工具的应用，使患者在可视化工具的支持下更多地参与 SDM 过程，并倾向于做出更有意义的决定[2]。决策辅助工具也可能会帮助到临床医生。在此之前，报告所提供较少信息量而无法使患者充分参与肺结节的共同决策[3]。这些工具让患者更直观地参与讨论，提高了认知水平，在共享信息的过程中产生对于筛查提供者更大的信任感。

在 2020 年横跨美国 13 个州的一项研究中，符合肺癌筛查纳入标准的患者通过戒烟热线被选中，随机进入观看肺癌筛查视频及常规流程。"这适合我吗？"针对这一问题这项研究发现观看视频的 67.4% 的人为肺癌筛查决定做好了充分准备，而常规组这一比例为 48.2%。在视频的帮助下，50% 的人报告说，他们明确自己的决定。而常规流程队列的这一比例为 28.3%。68.0% 的人明确肺癌筛查的风险和益处及相关的价值并充满信心。最终结论是，肺癌筛查共同决策视频的参与者比常规组参与者对肺癌筛查[4]有更好的理解。

在 SDM 咨询期间，决策辅助工具是具有成本效益的。2013 年一项关于医疗决策的随机研究将常规护理与深度护理支持进行了比较，深度护理支持通过电话、信件、电子邮件和互联网与训练有素的健康指导者联系。与接受常规护理的患者相比，获得深度护理支持的患者医疗费用降低了 5.3%，住院人数减少了 12.5%，倾向性的手术减少了 9.9 例，其中许多是心脏手术。对于农村人口总数占据总人口 20% 的美国，这种类型的远程或虚拟支持模式可能对覆盖农村社区特别有效[5]。

二、共同决策中的挑战：拥抱不确定性

自美国国家肺筛查试验（National Lung Screening Trial，NLST）报告以来，明确的证据表明 LDCT 肺癌筛查可以挽救生命[6]。尽管如此，参与这些项目的患者也有明显的弊端或风险，譬如暴露于辐射、假阳性结果带来的并发症（例如焦虑）；特别是后续 CT 追踪小结节的相关需求，而不仅仅是"取出结节"[7]。

虽然人们普遍呼吁共同决策来帮助希望加入肺癌筛查项目的患者，但重点在于如何以"整体"的方式向患者解释风险的性质，适时借助工具来帮助患者做出决定[8]。一些人认为，可由最了解患者的初级保健医生进行 SDM 并决定筛查，但因时间限制和缺乏专业知识而受到阻碍；其他人则主张筛查提供者承担此项任务[9]。然而研究发现，与筛查计划相关的网站夸大筛查的好处，很少提及风险[10]，并且医疗保健提供者和患者之间关于肺癌筛查的讨论记录也很少提到筛查的危害[11]。

"不确定性"这一概念是大多数讨论中缺乏的，但却隐含其中。临床医生通常为了避免承认不确定性，很难与患者分享"我们没有所有的答案"这一事实[12]。现实中，我们在医学上所做的许多事情都有不确定的结果，我们努力去实现"绝对确定性"的愿望往往给患者带来巨大的经济和个人成本。相反，我们应该拥抱从而获得与患者讨论"不确定性"过程中的舒适感，并帮助他们应对不确定性带来的挑战[13]。在共同决策讨论初期，这些不确定问题与以下三个方面尤为相关，即肿瘤生物学、相对风险和绝对风险之间的区别，以及假阳性的概念。

（一）肿瘤生物学

肺癌筛查的背景是原发性肺癌平均生长相对缓慢。单个肿瘤细胞在胸部 X 线片上成为可见的病变估计需要几年时间。一旦 CT 检测到小病变（＜0.8mm），第二年出现转移的可能性相当小。

为了让患者接受在下一次 CT 前几个月内仅"观察"病变，他们必须理解，即使结节是恶性（小结节中有 90% 以上是良性的），也会有足够的时间进行干预。老百姓倾向于使用非专业语言，故"倍增时间"这类的术语应该避免。任何既定肿瘤的生物学我们仍然无法确定。患者能否理解超低概率事件这一概念，从而根据自身的心理逻辑构成来接受这种程度的不确定性呢？如果不能，那么在他们焦急地等待下一次扫描的同时其担忧体内可能生长的肿瘤的想法一旦超出了他们的承受力，那么注册肺癌筛查项目对他们来说可能不合适。

（二）假阳性的概念

肺癌筛查的弊端主要源于针对良性病变的评估和治疗。基于肿瘤生物学背景，与患者讨论良性肺结节的各种原因非常重要。通常患者比较难获得完整的统计学数据；肺癌筛查中发现的结节 94% 不是癌症，这一概念患者可能不会理解，所以询问他们对风险大小含义的理解很重要。向患者描述为了获得确定性而需要进行外科手术及相关的潜在并发症风险，这将有助于患者的决策。所以在与患者的对话中有两种程度的不确定性：①特定结节是否为癌症的不确定性；②评估特定结节过程中带来的影响和并发症的不确定性。

（三）相对风险与绝对风险的降低

当 NLST 试验发布时，人们对于该项目引入使得相关的死亡率降低了 20% 感到非常兴奋[14]。由于肺癌是美国乃至世界各地癌症死亡的主要原因。针对整体人群，我们倾向于强调减低相对风险。基于国家的医疗保健考虑，这是合适的。而患者个人只对自己的健康状态感兴趣，或者对自己死于肺癌的风险感兴趣。从这个角度来看，年死亡率仅从每千人 3.3 例下降到每千人 2.5 例，相对个人而言肺癌筛查的好处并没有那么大。

我们努力开发更精确的风险模型。在考虑接受筛查的人群中，绝对风险的波动范围非常大[15]。挑战在于基于患者自身环境来传递肺癌死亡风险的不确定性。提供适当的数据，使个人站在自己角度来理解风险；在 10% 的风险中降低 20% 可能与在 3% 风险中降低 20%"感觉"大不相同。

（四）解决肺癌筛查中的不确定性

临床医生经常会评估患者对疼痛和不适的耐受性，药物治疗方案的依从性（相对于每日 4 次服用药物更倾向于每日 2 次口服），以及他们的恐惧和焦虑情绪。然而，我们较少参与评估个人对不确定性的容忍度。美国胸科学会开发的患者信息辅助工具提供了有关肺癌筛查的不确定性一词的精彩总结，而在这之前从未有过涉及[16]。共同决策的方法有很多[17, 18]，但都需要以下关键组成部分：引入选择，描述选项，帮助患者应对风险，以接受不确定性结果的方式去做出选择[18]。

虽然没有已经建立的最佳策略来应对不确定性，越来越多的共识认为，这应该成为共同决策的一部分[19]。我们应该在各方面与患者建立信任，探究患者的生活观、他们每天面临的各种选择和决定，以及他们对当前和未来的事物重视和恐惧。不确定性具有两个方面的内容：①偶然的（定义为尝试的不确定性）；②认知相关的（定义为基于知识有限或不完善的不确定性）。这两方面均与考虑进入肺癌筛查的患者密切相关[19]，因此了解患者如何看待生活中的随机事件，以及他们对以有限的知识做出决定的舒适度很重要。与正常的临床工作一样，筛查提供者常会向患者传达不确定性，而这对患者是有所帮助的。

我们依据知识水平、个人价值观，结合生活中事件的重要性做出决策。与考虑参加肺癌筛查项目的患者明确不确定性不仅对初步决定，而且对患者接受基线和 LDCT 随访的意愿都至关重要[20]。我们可以而且必须做得更好。

三、戒烟

2020 年美国卫生部长报告是从 1964 年开始的一系列报告中第一份完全致力于戒烟的报告。在报告中，手术、住院和肺癌筛查被称为"生活事件"，可以触发戒烟尝试，促进戒烟服务，并最终导致戒烟[21]。报告的结论是，有证据表明，将标准化的循证戒烟干预措施充分和一致地纳入肺癌筛查，可以增加戒烟成功率，同时避免筛查对戒烟结果的潜在不利影响。因此，美国医疗保险和医疗补助服务中心（CMS）在筛查中加入戒烟的任务，为这种拯救生命的临床服务提供便利[22]。例如，在肺癌手术前 3 周戒烟可以降低相关并发症的发病率和死亡率[23]。长期随访表明，与继续吸烟的患者相比，确诊肺癌后戒烟患者的肺癌进展减缓，存活时间延长，癌症和全因死亡率都较低[24]。

（一）循证戒烟治疗

所有制订肺癌筛查指南的专业协会都认为肺癌筛查不能替代戒烟干预，循证戒烟治疗应成为任何吸烟者或既往吸烟者的标准处理方式。大多数临床戒烟指南都强调"5A"方法，具体如下。

1. 询问（ask）患者吸烟状态。

2. 建议（advise）吸烟者戒烟。

3. 评估（assess）他们是否愿意尝试戒烟。

4. 协助（assist）制订戒烟计划，其中包括咨询和药物治疗。

5. 为那些制订戒烟计划的人安排（arrange）随访。

除此之外，美国预防服务工作组、美国家庭医生研究协会，国家综合癌症网络，美国胸科学会和美国临床肿瘤学会达成共识，戒烟咨询是肺癌筛查的重要组成部分。其中许多团体还制作了各种关于戒烟的专业教育材料。烟草使用和依赖治疗协会（Association for Treatment of Tobacco Use and Dependence，ATTUD）和尼古丁与烟草研究学会（Society for Research on Nicotine and Tobacco，SRNT）于 2016 年联合发布了一项专门针对在肺癌筛查背景下戒烟的指导方针，该指南总结证据并为符合条件进入肺癌筛查的患者提出了治疗策略。他们还发现"5A"方法在这类人群中很重要[25]。

在肺癌筛查过程中有多种机会，增加戒烟建议输出、咨询和治疗的提供。初级保健医生、转诊医生、筛查机构、导诊或其他受过戒烟培训的专业人员可以将临床路径纳入肺癌筛查中，以利于戒烟服务。电子健康档案（EHR）应该用于记录和衡量现在和既往的吸烟状态、吸烟史和戒烟时间；戒烟模板应该是易于获取的。然而，许多 EHR 系统在戒烟方面存在缺陷和局限性。进一步完善模板和提示菜单需得到更多关注；以改进记录，准确评估吸烟史，确定有资格筛查的患者，并提醒医疗保健提供方讨论肺癌筛查和提供戒烟服务。在许多医疗保健系统中，EHR 可用于将戒烟服务与肺癌筛查护理相结合，但这并不普遍 [26, 27]。

提供自助资料（www.smokefree.gov）和转向社区的项目应作为综合戒烟服务的一部分，包括适当的后续随访，行为咨询和药物治疗。患者可以转到提供免费烟草咨询的戒烟热线，该热线电话号码 800–QUIT-NOW 在美国全境 50 个州均可以拨通。提供戒烟服务的障碍包括时间限制、患者对建议和治疗的抵制、员工培训不足和无法报销 [28]。

（二）戒烟和共同决策

医疗保健与医疗补助服务中心（CMS）要求在肺癌筛查首次 SDM 访视时帮助患者了解肺癌筛查的利弊 [22]；也为讨论戒烟提供了机会。然而，最近的研究表明，SDM 访视并不适合戒烟。

Kathuria 及其同事进行了一组采访和专项小组工作，以调查医生和患者如何将肺癌筛查视为戒烟讨论的"可教学时刻" [29]；结果提供了一幅喜忧参半的画面。医方认为戒烟干预措施与 SDM 不同，两者之间没有相关性。大多数医生认为，收到肺癌筛查结果将影响患者的动机；然而，并非所有人都认为这会是一个戒烟的"叫醒电话"。对于许多患者来说，肺癌筛查过程鼓励他们重新思考吸烟行为并考虑戒烟。从医生或患者的角度来看，戒烟讨论并没有发生，结论是有很多戒断咨询的机会被错过了。

Golden 等在一系列深入的采访中，就肺癌筛查中患者和医生之间的戒烟讨论得出了类似的结论 [30]。在一项对 SDM 实践的回顾性研究中，Shen 等发现，39% 的患者接受了至少一种戒烟资源，只有 5% 的患者接受了戒烟和药物治疗 [31]。这项研究中的患者更有可能从他们的初级保健医生或专家那里获得戒烟建议，而不是筛查过程中的其他人。

关于如何将戒烟引入患者在 LDCT 的放射学筛查过程中的数据很少。虽然美国放射学会（American College of Radiology，ACR）在其网站上提供了关于戒烟的演示文稿等资源并将其归档，目前还不清楚其渗透到实践工作中的程度。进行 CT 筛查的工作人员很少接受过戒烟和在肺癌筛查中的作用的正式培训，没有时间也可能不认可戒烟作为他们工作的一部分[32]。目前需要更多研究，来确定如何更好地将戒烟纳入肺癌筛查过程中。

（三）支持戒烟的个体风险评估

关于肺癌筛查结果的讨论可能由专科医生或患者的初级保健医生进行。无论讨论地点或筛查结果如何，都有机会谈到戒烟的重要性。方法是通过筛查后期整合戒烟咨询，将戒烟建议纳入扫描结果的讨论中。这种方法通过个体化风险评估来促进和支持戒烟。Kathuria 小组的许多患者反映，这是肺癌筛查过程中鼓励戒烟的最强效的阶段[29]。在部分研究（但不是全部）中，肺癌筛查的异常结果导向了随后的戒烟[33]。一项研究对比未转诊的患者和转诊至异常筛查结果评估的患者，后者在 1 年内的戒烟率明显增加[34]。

我们建议对符合条件的人进行年度 LDCT 随访，为戒烟建议、咨询和治疗提供机会。重复评估吸烟状况询问戒烟期间健康问题从而做到个体化戒烟是至关重要的。Park 等调查了参加美国国家肺癌筛查试验的初级保健医生，以探讨肺癌筛查后"5A"戒烟服务的提供，以及筛查患者的吸烟行为变化[28]。筛查 1 年后 5A 要素的执行情况为：询问（77.2%）、建议（75.6%）、评估（63.4%）、协助（56.4%）、安排随访（10.4%）。只有"协助""安排随访"活动与患者明显的戒烟行为有关（戒烟概率增加 40% 和 46%），这表明患者和医生在肺癌筛查随访中更积极的接触可以促进戒烟的发生。

（四）戒烟的障碍

接受肺癌筛查的患者对筛查持有各种各样的观点、如果害怕和担忧，这可能会影响他们对戒烟建议的接受[35, 36]。筛查计划中的有些吸烟患者对戒烟毫无兴趣，另一些人可能专注于慢性阻塞性肺疾病等与吸烟相关的疾病带来的健康问题，并更容易接受戒烟建议[37, 38]。患者的性格特征也与戒烟难度有关，包括尼古丁依赖性、吸烟强度、吸烟时间、单身、受教育程度，以及在家中不可避免接触二手烟[33, 39]。解决这些高风险老年患者的宿命论和虚无主义问题，并强调老年人戒烟的好处非常重要，如改善疲劳和呼吸困难，以及降低肺癌和其他烟草相关疾病的死亡风险[40, 41] 等等。

戒烟纳入肺癌筛查也存在筛查提供部门和运行系统层面的障碍。对美国肺癌筛查现场协调员的一项调查发现，卫生系统高度重视促进肺癌筛查注册者戒烟；患者经常被问及他们目前的吸烟情况（98.9%），并定期建议吸烟者戒烟（91.4%）。然而，提供戒烟咨询的地点（57%）或将吸烟者转到戒烟热线（60.2%）较少，戒烟药物[42]也较少定期推荐（36.6%）。戒烟治疗的障碍包括时间压力、可感知的患者动机较差而形成对戒烟建议的阻力、员工培训不足和报销问题[42,43]。

　　培训不足和缺乏转诊至戒烟专家的途径被认为是将戒烟服务纳入肺癌筛查的障碍。事实证明，简短的医生培训可以增加循证戒烟服务的提供[44,45]。然而，超越"5A"，提供深入的咨询和药物治疗需要更密集的培训。自 2004 年以来，强化戒烟培训方案（其中 22 个已获得戒烟培训计划理事会的认证），在美国全国范围内对注册戒烟专家（Certifed Tobacco Treatment Specialist，CTTS）进行了培训。鉴于肺癌筛查项目中戒烟教育不足的问题，Roughgarden 等最近呼吁肺癌筛查站点更多地使用戒烟专家，以增加循证戒烟服务的提供[46]。

　　研究人员指出，肺癌筛查环境中缺乏关于戒烟的良好数据，并呼吁进一步研究各种问题，包括戒烟要素、方式、时间、环境，以及患者对戒烟动机和戒烟成功的风险感知[24,42,47-49]。大多数戒烟相关的临床试验都没有考虑肺癌筛查患者的独特问题，以及创建贯穿整个筛查过程的系统。肺癌筛查背景下的戒烟治疗（smoking cessation within the context of lung cancer screening，SCALE）目前正在制订协议并拓展，以改善肺癌筛查环境中的戒烟干预措施[50]。

四、肺癌筛查和决策支持工具的创新

（一）什么是创新

　　最成功的创新始于询问用户的最终需求。在肺癌筛查中，首先要了解在患者的认知领域，一个好的决策辅助工具会是怎样的。是更喜欢书面资料中以百分比形式描述的假阳性和假阴性，其风险 / 效益比率；还是更喜欢患者参与度高的某种体验工具，停下来想一想风险和获益，鼓励 50—80 岁的人群考虑一下他们的肺部健康，在接近生命最后 1/4 时改变行为以实现他们所期望的生活质量，当然，解决方案不要求得到"是或否"的选择，不同的个体多少会对特定的干预做出反应。

（二）当前教育工具的缺乏

对于患者及其亲属来说，医疗信息往往是抽象和复杂的，因为他们很难理解自己身体内发生的事情。患者在临床咨询后几乎立即忘记了多达80%的信息[51-53]，而保留的信息只有50%被不准确地记住[53, 54]。低水平的理解力会对患者的焦虑[55]、依从性[56, 57]、信任度[58]、满意度[59]、共同医疗决策和临床结果产生不利影响[60-64]，当患者尽最大努力处理他们听到的内容时，让家人、朋友或陪护人员陪伴他们倾听和做笔记至关重要。这对支持回忆特别有帮助。患者教育的核心挑战之一是以患者易于理解的模式有效地向他们传达陌生和复杂的医疗信息或概念。

沟通问题可能因筛查提供者自己的偏见而产生，即高估他们的教学效果，并错误地认为患者比他们实际理解得更多[65-67]。提供者经常难以理解作为患者的经历[68, 69]，这可能会降低他们与患者建立联系并表现出同理心的能力[70]。在患者教育方法方面，研究表明，单独使用的"口头讨论"是最无效的教育工具，应该与其他方法相结合[71-73]。

（三）体验式学习和理解肺结节

目前的重点是停下来思考当前的使用工具只是设计来强化措施的，而这些可能与患者并无关系，倾向于关注知识的决策辅助工具可能无助于减轻患者在初级保健医生要求接受肺癌筛查或正在考虑转诊时的痛苦[74]。如果SDM旨在更有意义地吸引每个独立个体，那么肺癌筛查共同决策对话可能包括哪些内容来增强患者体验呢？

尽管恶性肿瘤的风险较低，但几项研究表明，肺结节的发现会导致多达25%的患者出现具有临床表现的痛苦[75]。患者普遍认为"结节"非常神秘，直觉上认为它可能会以某种方式增加患肺癌的风险[76]。这些患者往往高估了他们患肺癌的风险，即患者通常收到的关于结节的信息不足，并希望获得更多关于结节对他们构成的风险的信息[77]。

为了提高患者对胸部CT中一个或多个肺结节构成的风险的理解，缅因州健康、缅因州癌症护理网和胸部肿瘤学系支持开发和研究3D打印肺结节工具，以探索它是否有助于提供者在SDM咨询期间对患者进行肺结节教育。

我们对肺结节患者用教育工具在共同决策咨询期间进行了试点（图 5-1），用以解释结节大小、外观和恶性肿瘤风险的重要性。

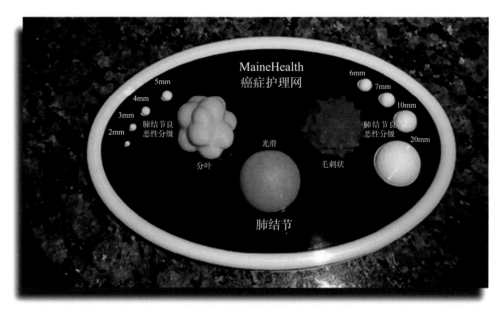

▲ 图 5-1　肺结节教育工具

（四）测量感知肺结节工具的有效性

通过 31 名患者完成的简短调查，评估了该工具的有效性。初步数据显示，患者发现 3D 肺结节工具有助于提高患者肺结节大小、外观和意义方面的整体理解。有效性的平均分数（1 分没有帮助，10 分非常有帮助）是 9.4 分（图 5-2）。初步数据显示，在肺癌筛查期间使用患者教育肺结节工具在共同决策中有助于患者对结节的理解，可改善沟通，并减少患者的焦虑。

事实证明，在疫情期间，当远程医疗咨询成为护理的重要平台时，肺结节工具特别有用。在患者远程医疗咨询期间，该工具可以在显示屏上展现，这使患者有机会直观地使用该工具，并进一步支持他们对肺结节大小的理解，而摒弃单纯使用度量数值来确定结节大小。

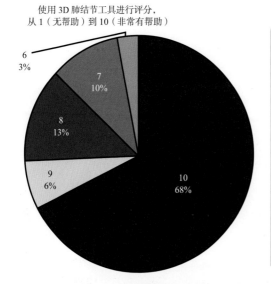

使用 3D 肺结节工具进行评分，
从 1（无帮助）到 10（非常有帮助）

3D 肺结节工具的好处

可用于根据肺癌筛查结果与患者进行对话的任何环境中，包括初级保健、呼吸科诊所、急诊部、医院住院病房和癌症项目，从而在以下方面起到帮助作用。

- 启动在 LDCT 后共同决策中参与度更高的的思维模式转变，通过让患者获得知识背景使过程变得更有意义
- 通过真实或虚拟的教育方式与个体建立联系
- 让患者参与体验式学习，提供多维感官体验，让患者更容易回忆相关信息
- 提供多感官体验，有助于提高患者的信息和教育水平
- 帮助患者更好地了解肺结节
- 帮助患者更好地理解他们的图像报告
- 减少焦虑
- 患者能与家人和朋友更好地分享肺结节相关知识
- 提高对测量系统不熟悉的患者对度量的理解

▲ 图 5-2　肺结节工具的好处是通过知识减少焦虑
LDCT. 低剂量计算机体层摄影

这项技术为农村患者提供了便利，相比驱车 1～2h 与筛查提供进行 SDM 咨询。他们能够在离家更近的地方接受 LDCT 成像。

（五）社区参与和支持戒烟的创新

在 SDM 讨论期间，患者经常问："还有什么可以帮助我戒烟的吗？我什么都试过了。"目前，一个名为 *The Tobacco Leaf* 的手机应用程序正在开发中。该应用程序旨在支持在肺癌筛查中戒烟的患者，用于程序跟踪吸烟带来的金钱增益或损失、持续 / 不连续吸烟而损失的生命时间（月）、肺结节大小和位置、肺气肿程度和位置、推荐随访，以及患者下一次 LDCT 的提醒。

目前，全国各地的肺癌筛查点正在架构线上提供 SDM 视频的选项。此类视频可能提供肺癌筛查共同决策咨询期间与筛查提供者讨论的常见内容，并能够提供有关 LDCT 成像中常见的信息，如肺气肿和动脉粥样硬化。它使偏远的农村患者获得了解肺癌筛查并做出合适的选择的机会。对他们来说，长途跋涉去就诊可能是护理的主要障碍。事实证明，这种形式特别便捷、有效，并在 SARS-COV 2 大流行期间作为紧急使用。

（六）虚拟现实：新一代教学工具

在与患者共同医疗决策的目标中，充分了解情况是先决条件。可能需要额外的工具来与患者进行有效沟通，使他们能够真正了解自己体内发生的事情。

创新的方法是使用虚拟现实（virtual reality，VR）。患者医学显像是个体化的，通常包含大量关于可能的疾病及其与邻近结构和器官的关系的信息，这些信息作为医学讨论中的关键背景至关重要。患者观看二维平面医学成像格式如同观看墨迹图。VR 使这些单个数据图像片段可以完整呈现在 3D 视图中，使患者能够直观地看到体内的 3D 影像并与之交互。各种学习理论将支持 VR 为教育工具，包括具体化[78]、情境[79] 和建构学习[80]，因为患者不仅是听到或看到，而是体验信息。此外，以 3D 与 2D 格式呈现 3D 信息可以降低认知负荷，这对改善学习很重要[81]。美国食品药品管理局（Food and Drug Administration，FDA）也认识到医学领域的医学信息具体化的重要性。虽然使用 VR 为患者提供信息的研究有限，但它们在临床咨询中提高了满意度和参与度，得到了一致性好评[82-86]。Holt 等使用 VR 对癌症患者及其亲属进行了一项前瞻性定量和定性研究。研究在利用 VR 向患者展示其肿瘤的医学成像和 3D 放射治疗（图 5-3）[87]。在研究中，对 11—95 岁的患者进行了为期 5 个月的 25 次单独的 VR 会话，内容从诊断到 VR 成像回顾[87]。患者及其护理人员报告称，在 5～7min 的会话中，VR 将他们对疾病了解评分的平均值从 5.6（VR 前）提高到 9.2（VR 后；0= 不理解，10= 完全理解）[87]。97% 的人更喜欢 VR 而不是标准的 2D 计算机成像报告[87]。此外，83% 的参与者表示，VR 是所有标准教学方法中的顶级教育工具，97% 的人认为 VR 应该作为临床咨询期间患者护理的标准[87]。

从半结构化访谈的定性分析中，VR 以简单易懂的形式呈现信息[87]。VR 提供了更多的理解，并改善患者与筛查提供者的接触及其治疗参与度[87]。有趣的是，VR 对患者针对改变其行为等建议的态度上产生了积极影响。

VR 对行为的影响在其他疾病也得到了证实，这在建议患者进行肺癌筛查和戒烟时可能特别重要。在一项涉及艾滋病患者的研究中，该组中有一半与 VR 进行了互动会议，展现可视化白细胞，了解 HIV 感染对细胞的影响，以及使用抗 HIV 药物治疗的效果[88]。与标准咨询小组相比，参加 VR 会议的组别的 HIV 载量有所下降，这表明他们对抗病毒疗法的坚持程度有所提高[88]。

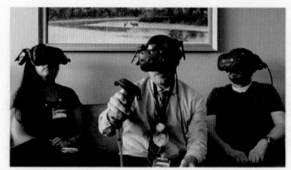

科罗拉多大学癌症中心，UCHealth 肿瘤服务

奥罗拉，科罗拉多州

3D 虚拟现实：改变癌症患者及其护理人员的护理标准

Douglas Holt，医学博士，放射肿瘤科住院总医师

虚拟现实（VR）在提高患者对癌症及其治疗方法的理解方面具有独特的地位。在临床咨询期间，放射肿瘤学工作人员使用移动 VR 车提供患者特定的 3D-CT、MRI 和 PET-CT 成像，以加强筛查提供者和患者的互动，改善患者教育，并减少患者的痛苦。倾听一项临床研究的结果，在患者可接受的范围捕获定量和定性数据。感知 VR 在癌症教育和治疗中带来的用处

▲ 图 5-3　通过 VR 提高患者的理解力

这些发现和之前的研究值得进一步探索 VR 在患者教育中的使用情况，包括对肺癌筛查、图像结果解读和戒烟内容的 SDM 讨论。

患者健康教育的创新是患者参与自身健康管理的关键。通过患者交互式学习和设计个性化的照护计划，我们制订了反映患者的需求同时鼓励健康自主的非常有意义的健康目标。

参 考 文 献

[1] Lowenstein LM, Deyter GMR, Nishi S, Wang T, Volk RJ. Shared decision-making conversations and smoking cessation interventions: critical components of low-dose CT lung cancer screening programs. Transl Lung Cancer Res. 2018;7(3):254–71. https://doi.org/10.21037/tlcr.2018.05.10.

[2] Hurley V, Rodriguez H, Kearing S, Wang Y, Leung M, Shortell S. The impact of decision aids on adults considering hip or knee surgery. Health Aff (Millwood). 2020;39(1):100–7. https://doi.org/10.1377/

hlthaff.2019.00100.

[3] Slatore C, Wiener RS. Pulmonary nodules, a small problem for many, severe distress for some, and how to communicate about it. 2018. https://doi.org/10.1016/j.chest2017.10.013.

[4] Volk R, Lowenstein L, Leal V, Escoto K, Cantor S, Munden R, et al. Effect of a patient decision aid on lung cancer screening. Decision-making by persons who smoke: a randomized clinical trial. JAMA Netw Open. 2020;3(1):e1920362. https://doi.org/10.1001/jamanetworkopen.2019.20362.

[5] Veroff D, Marr A, Wennberg D. Enhanced support for shared decision making reduced costs of care for patients with preference-sensitive conditions. Health Aff (Millwood). 2013;32(2):285–93. https://doi.org/10.1377/hlthaff.2011.0941.

[6] National Lung Cancer Screening Trail Writing Team. Reduced lung-cancer mortality with low-dose computed tomographic screening. N Engl J Med. 2011;365:395–409.

[7] Smetana GW, Boiselle PM, Schwartzstein RM. Screening for lung cancer with low-dose computed tomography: grand rounds discussion from the Beth Israel Deaconess Medical Center. Ann Intern Med. 2015;162:577–82.

[8] Triplette M, Kross EK, Mann BA, Elmore JG, Slatore CG, Shahrir S, Romine PE, Frederick PD, Chorthers K. An assessment of primary care and pulmonary provider perspectives on lung cancer screening. Ann Am Thorac Soc. 2018;15:69–75.

[9] Powell CA. Should only primary care physicians provide shared decision-making services to discuss the risks/benefits for a low-dose chest CT scan for lung cancer screening? No Chest. 2016. PMID: 28041887.

[10] Clark SD, Reuland DS, Enyioha C, Jonas DE. Assessment of lung cancer screening program websites. JAMA Intern Med. 2020;180:824–30.

[11] Brenner AT, Malo TL, Margolis M, Lafata JE, Shynah J, Vu Maihan B, Reuland DS. Evaluating shared decision making for lung cancer screening. JAMA Intern Med. 2018;178:131–6.

[12] Simpkin AL, Schwartzstein RM. Tolerating uncertainty—the next medical revolution? N Engl J Med. 2016;375:1713–5.

[13] Dunlop M, Schwartzstein RM. Reducing diagnostic error in the intensive care unit: uncertainty when teaching clinical reasoning. ATS Sch. 2020;1:364–71.

[14] Jonas DE, Reuland DS, Reddy SM, Nagle M, Clark SD, Weber RP, Enyioha C, Malo TL, Brenner AT, Armstrong C, Coker-Schwimmer M, Middleton JC, Voisin C, Harris RP. Screening for lung cancer with low dose computed tomography: updated evidence report and systematic review for the US Preventive Services Task Force. JAMA. 2021;325:971–87.

[15] Toumazis I, Bastani M, Han SS, Plevritis. Risk-based lung cancer screening: a systematic review. Lung Cancer. 2020;147:154–86.

[16] ATS patient information. Lung cancer screening: what is screening and what does it have to do with lung cancer? Am J Respir Crit Care Med. 2021;204:19–20.

[17] Tanner NT, Silvestri GA. Shared decision-making and lung cancer screening. Chest. 2019;155:21–4.

[18] Armstrong KA, Metlay JP. Annals clinical decision-making: communicating risk and engaging patients in shared decision-making. Ann Intern Med. 2020;172(10):688–93.

[19] Simpkin AL, Armstrong KA. Communicating uncertainty: a narrative review and framework for future research. J Gen Intern Med. 2019;34:2586–91.

[20] Sakoda LC, Henderson LM, Rivera MP. Adherence to lung cancer screening: what exactly are we

talking about? Ann Am Thorac Soc. 2021;18:1951–2.

[21] U.S. Department of Health and Human Services. Smoking cessation: a report of the surgeon general. Atlanta, GA: U.S. Department of Health and Human Services, Centers for Disease Control and Prevention, National Center for Chronic Disease Prevention and Health Promotion, Office on Smoking and Health; 2020.

[22] Centers for Medicare & Medicaid Services. NCA—screening for lung cancer with low dose cOMPUTED TOMOGRaphy (LDCT) (CAG-00439R)—proposed decision memo November 17, 2021. https://www.cms.gov/medicare-coverage-database/view/ncacal-decision-memo.aspx?proposed=Y&ncaid=304&. Accessed 6 Dec 2021.

[23] Heiden BT, Eaton DB Jr, Chang SH, et al. Assessment of duration of smoking cessation prior to surgical treatment of non-small cell lung cancer. Ann Surg 2021. https://doi.org/10.1097/SLA.0000000000005312. Epub ahead of print.

[24] Sheikh M, Mukeriya A, Shangina O, et al. Postdiagnosis smoking cessation and reduced risk for lung cancer progression and mortality : a prospective cohort study. Ann Intern Med. 2021;174(9):1232–9.

[25] Fucito LM, Czabafy S, Hendricks PS, et al. Pairing smoking-cessation services with lung cancer screening: a clinical guideline from the association for the treatment of tobacco use and depen-dence and the Society for Research on Nicotine and Tobacco. Cancer. 2016;122(8):1150–9.

[26] Jose T, Hays JT, Warner DO. Improved documentation of electronic cigarette use in an electronic health record. Int J Environ Res Public Health. 2020;17(16):5908.

[27] Peterson E, Harris K, Farjah F, et al. Improving smoking history documentation in the electronic health record for lung cancer risk assessment and screening in primary care: a case study. Healthc (Amst). 2021;9(4):100578.

[28] Park ER, Gareen IF, Japuntich S, et al. Primary care provider-delivered smoking cessation interventions and smoking cessation among participants in the National Lung Screening Trial. JAMA Intern Med. 2015;175(9):1509–16.

[29] Kathuria H, Koppelman E, Borrelli B, et al. Patient-physician discussions on lung cancer screening: a missed teachable moment to promote smoking cessation. Nicotine Tob Res. 2020;22(3):431–9.

[30] Golden SE, Ono SS, Melzer A, et al. "I already know that smoking ain't good for me": patient and clinician perspectives on lung cancer screening decision-making discussions as a teachable moment. Chest. 2020;158(3):1250–9.

[31] Shen J, Crothers K, Kross EK, et al. Provision of smoking cessation resources in the context of in-person shared decision-making for lung cancer screening. Chest. 2021;160(2):765–75.

[32] Aberle DR. Implementing lung cancer screening: the US experience. Clin Radiol. 2017;72(5):401–6.

[33] Tammemägi MC, Berg CD, Riley TL, et al. Impact of lung cancer screening results on smoking cessation. J Natl Cancer Inst. 2014;106(6):dju084.

[34] Styn MA, Land SR, Perkins KA, et al. Smoking behavior 1 year after computed tomography screening for lung cancer: effect of physician referral for abnormal CT findings. Cancer Epidemiol Biomark Prev. 2009;18(12):3484–9.

[35] Brain K, Carter B, Lifford KJ, et al. Impact of low-dose CT screening on smoking cessation among high-risk participants in the UK Lung Cancer Screening Trial. Thorax. 2017;72(10):912–8.

[36] Fagerlin A, Sepucha KR, Couper MP, et al. Patients' knowledge about 9 common health conditions: the DECISIONS survey. Med Decis Mak. 2010;30(5 Suppl):35S–52S.

[37] Clark MA, Gorelick JJ, Sicks JD, et al. The relations between false positive and negative screens and smoking cessation and relapse in the National Lung Screening Trial: implications for public health. Nicotine Tob Res. 2016;18(1):17–24.

[38] Taylor KL, Cox LS, Zincke N, Mehta L, McGuire C, Gelmann E. Lung cancer screening as a teachable moment for smoking cessation. Lung Cancer. 2007;56(1):125–34.

[39] Rojewski AM, Tanner NT, Dai L, et al. Tobacco dependence predicts higher lung cancer and mortality rates and lower rates of smoking cessation in the National Lung Screening Trial. Chest. 2018;154(1):110–8.

[40] Gellert C, Schottker B, Brenner H. Smoking and all-cause mortality in older people: systematic review and meta-analysis. Arch Intern Med. 2012;172(11):837–44.

[41] Woloshin S, Schwartz LM, Welch HG. The risk of death by age, sex, and smoking status in the United States: putting health risks in context. J Natl Cancer Inst. 2008;100(12):845–53.

[42] Ostroff JS, Copeland A, Borderud SP, et al. Readiness of lung cancer screening sites to deliver smoking cessation treatment: current practices, organizational priority, and perceived barriers. Nicotine Tob Res. 2016;18(5):1067–75.

[43] Melzer AC, Golden SE, Ono SS, et al. "We just never have enough time": clinician views of lung cancer screening processes and implementation. Ann Am Thorac Soc. 2020. https://doi.org/10.1513/AnnalsATS.202003–262OC. Epub ahead of print.

[44] Bauer A, Brenner L, Moser J, et al. The effects of a short-term physician training on smoking cessation in a university pulmonary department. Ger Med Sci. 2020;18:Doc06.

[45] Kastaun S, Leve V, Hildebrandt J, et al. Training general practitioners in the ABC versus 5As method of delivering stop-smoking advice: a pragmatic, two-arm cluster randomised controlled trial. ERJ Open Res. 2021;7(3):00621–2020.

[46] Roughgarden KL, Toll BA, Tanner NT, et al. Tobacco treatment specialist training for lung cancer screening providers. Am J Prev Med. 2021;61(5):765–8.

[47] Minnix JA, Karam-Hage M, Blalock JA, et al. The importance of incorporating smoking cessation into lung cancer screening. Transl Lung Cancer Res. 2018;7(3):272–80.

[48] Iaccarino JM, Duran C, Slatore CG, et al. Combining smoking cessation interventions with LDCT lung cancer screening: a systematic review. Prev Med. 2019;121:24–32.

[49] Kathuria H, Detterbeck FC, Fathi JT, et al. ATS assembly on thoracic oncology. Stakeholder research priorities for smoking cessation interventions within lung cancer screening programs. An official American Thoracic Society research statement. Am J Respir Crit Care Med. 2017;196(9):1202–12.

[50] Joseph AM, Rothman AJ, Almirall D, et al. Lung cancer screening and smoking cessation clinical trials. SCALE (smoking cessation within the context of lung cancer screening) Collaboration. Am J Respir Crit Care Med. 2018;197(2):172–82.

[51] McGuire LC. Remembering what the doctor said: organization and adults' memory for medical information. Exp Aging Res. 1996;22(4):403–28. https://doi.org/10.1080/03610739608254020.

[52] Laws MB, Lee Y, Taubin T, Rogers WH, Wilson IB. Factors associated with patient recall of key information in ambulatory specialty care visits: results of an innovative methodology. PLoS One. 2018;13(2):e0191940. https://doi.org/10.1371/journal.pone.0191940.

[53] Kessels RP. Patients' memory for medical information. J R Soc Med. 2003;96(5):219–22. https://doi.org/10.1258/jrsm.96.5.219.

[54] Anderson JL, Dodman S, Kopelman M, Fleming A. Patient information recall in a rheumatology clinic. Rheumatol Rehabil. 1979;18(1):18–22. https://doi.org/10.1093/rheumatology/18.1.18.

[55] Fernsler JI, Cannon CA. The whys of patient education. Semin Oncol Nurs. 1991;7(2):79–86. https://doi.org/10.1016/0749–2081(91)90085–4.

[56] Gold DT, McClung B. Approaches to patient education: emphasizing the long-term value of compliance and persistence. Am J Med. 2006;119(4 Suppl 1):S32–7. https://doi.org/10.1016/j.amjmed.2005.12.021.

[57] Sundaresan P, King M, Stockler M, Costa D, Milross C. Barriers to radiotherapy utilization: consumer perceptions of issues influencing radiotherapy-related decisions. Asia Pac J Clin Oncol. 2017;13(5):e489–96. https://doi.org/10.1111/ajco.12579.

[58] Grant SB. Are there blueprints for building a strong patient-physician relationship? Virtual Mentor. 2009;11(3):232–6. https://doi.org/10.1001/virtualmentor.2009.11.3.jdsc1–0903.

[59] Press Ganey: public reporting gives huge boost to patient satisfaction. Healthcare Benchmarks Qual Improv. 2008;15(12):121–3.

[60] Hess CB, Chen AM. Measuring psychosocial functioning in the radiation oncology clinic: a systematic review. Psychooncology. 2014;23(8):841–54. https://doi.org/10.1002/pon.3521.

[61] Takahashi T, Hondo M, Nishimura K, et al. Evaluation of quality of life and psychological response in cancer patients treated with radiotherapy. Radiat Med. 2008;26(7):396–401. https://doi.org/10.1007/s11604–008–0248–5.

[62] Martin LR, Williams SL, Haskard KB, Dimatteo MR. The challenge of patient adherence. Ther Clin Risk Manag. 2005;1(3):189–99.

[63] Buetow S. The scope for the involvement of patients in their consultations with health professionals: rights, responsibilities and preferences of patients. J Med Ethics. 1998;24(4):243–7. https://doi.org/10.1136/jme.24.4.243.

[64] Chipidza FE, Wallwork RS, Stern TA. Impact of the doctor-patient relationship. Prim Care Companion CNS Disord. 2015;17(5). https://doi.org/10.4088/PCC.15f01840.

[65] Stewart MA. Effective physician-patient communication and health outcomes: a review. CMAJ. 1995;152(9):1423–33.

[66] Tongue JR, Epps HR, Forese LL. Communication skills. Instr Course Lect. 2005;54:3–9.

[67] Jukic M, Kozina S, Kardum G, Hogg R, Kvolik S. Physicians overestimate patient's knowledge of the process of informed consent: a cross-sectional study. Med Glas (Zenica). 2011;8(1):39–45.

[68] Norden C. I had to get cancer to become a more empathetic doctor. Ann Intern Med. 2016;165(7):525–6. https://doi.org/10.7326/M16–1243.

[69] Kemp J, Zars C. A tale of two perspectives on cancer: what I wish I knew before cancer—radi-ologist and patient perspectives. J Am Coll Radiol. 2016;13(12):1625–7.

[70] Wiemann C. The "curse of knowledge," or why intuition about teaching often fails. APS News. 2007;16(10).

[71] Johnson A, Sandford J. Written and verbal information versus verbal information only for patients being discharged from acute hospital settings to home: systematic review. Health Educ Res. 2005;20(4):423–9.

[72] Theis SL, Johnson JH. Strategies for teaching patients: a meta-analysis. Clin Nurse Spec. 1995;9(2):100–5, 120.

[73] Friedman AJ, Cosby R, Boyko S, Hatton-Bauer J, Turnbull G. Effective teaching strategies and methods of delivery for patient education: a systematic review and practice guideline recommendations. J Cancer Educ. 2011;26(1):12–21.

[74] Slatore C, Soylemez R. Wiener pulmonary nodules, a small problem for many, severe distress for some, and how to communicate about it. Chest. 2018;153(4):1004–15. https://doi.org/10.1016/j.chest2017.10.013.

[75] Roelke T. 3D lung nodule tool fills a gap in patient care, reducing distress and improving shared decision making. Oncol Issues. 2021;36(2).

[76] Slatore C, Press N, Au D, Curtis R, Wiener R. What the heck is a "nodule"? A qualitative study of veteran's with pulmonary nodules. Ann Am Thorac Soc. 2013;10(4):330–5.

[77] Golden S, Wiener R, Sullivan D, Ganzini L, Slatore C. Primary care providers and a system problem. A qualitative study of clinicians caring for patients with incidental pulmonary nodules. Chest. 2015;148(6):1422–9.

[78] Wilson M. Six views of embodied cognition. Psychon Bull Rev. 2002;9(4):625–36.

[79] Lave J, Wenger E. Situated learning: legitimate peripheral participation. Cambridge: Cambridge University Press; 1991.

[80] Fokides E, Tsolakidis C. Virtual reality in education: a theoretical approach for road safety training to students. Eur J Open Distance E-learning. 2008;11(2)

[81] Dan A, Reiner M. EEG-based cognitive load of processing events in 3D virtual worlds is lower than processing events in 2D displays. Int J Psychophysiol. 2017;122:75–84.

[82] Pandrangi VC, Gaston B, Appelbaum NP, Albuquerque FC Jr, Levy MM, Larson RA. The application of virtual reality in patient education. Ann Vasc Surg. 2019;59:184–9. https://doi.org/10.1016/j.avsg.2019.01.015.

[83] Collins MK, Ding VY, Ball RL, Dolce DL, Henderson JM, Halpern CH. Novel application of virtual reality in patient engagement for deep brain stimulation: a pilot study. Brain Stimul. 2018;11(4):935–7.

[84] House PM, Pelzl S, Furrer S, et al. Use of the mixed reality tool "VSI patient education" for more comprehensible and imaginable patient educations before epilepsy surgery and stereotactic implantation of DBS or stereo-EEG electrodes. Epilepsy Res. 2020;159:106247.

[85] Louis R, Cagigas J, Brant-Zawadzki M, Ricks M. Impact of neurosurgical consultation with 360–degree virtual reality technology on patient engagement and satisfaction. Neurosurg Open. 2020;1(3):1–9.

[86] Castellanos JM, Yefimov A, Dang PN. 360–degree virtual reality consultation for the structural heart disease patient. Struct Heart. 2020;4(3):230–5.

[87] Holt D, Carr A, Roberts S, et al. 3D virtual reality volumetric imaging review in cancer patients' understanding and education of their disease and treatment. Int J Radiat Oncol Biol Phys. 2021;111(3):e157.

[88] Liran O, Dasher R, Kaeochinda K. Using virtual reality to improve antiretroviral therapy adherence in the treatment of HIV: open-label repeated measure study. Interact J Med Res. 2019;8(2):e13698. https://doi.org/10.2196/13698.

第6章 肺癌筛查结果和追踪
Lung Cancer Screening Results and Tracking

Debra S. Dyer　Kim L. Sandler　著

一、肺癌筛查 CT 的检查申请单

行肺癌筛查（lung cancer screening，LCS）CT 需要检查申请单，可以是纸质版也可以是电子版。申请单包括基线低剂量计算机体层摄影（low-dose computed tomographg，LDCT）和后续的年度随访 LDCT。

检查申请单必须由有资质的独立执业医师（licensed independent practitioner，LIP）开具且必须提供预约提供者的国家提供者标识（national provider identifier，NPI）。

美国预防服务工作组（United States Preventive Services Task Force，USPSTF）推荐的需要进行 LCS 的患者应符合以下条件。

1. 年龄 50—80 岁。

2. 仍在吸烟或戒烟＜15 年。

3. 吸烟史≥20 包年。

4. 无症状（无肺癌体征或症状）。

检查申请单需要记录的内容包括患者的出生日期，实际的吸烟史（包年数），是否仍在吸烟，或者戒烟年数。此外，申请单中必须包括该患者目前无肺癌体征或症状（如不明原因的体重减轻或咯血）的声明。对于医疗保险受益人，申请单还必须包括患者 / 医生共同决策（shared decision-making，SDM）的证明文件[2]。医疗保险还要求仍在吸烟的患者接受戒烟咨询，且被转诊至戒烟干预机构，并能提供相关证明文件。

检查申请单必须包括相应的 ICD-10 诊断代码。代码 F17.21 适用于仍在吸烟者（尼古丁依赖），代码 Z87.891 用于既往吸烟者（尼古丁依赖史）。

在单独 LCS 中，检查申请单通常由初级保健医生（primary care provider，PCP）或其他被授权的医师开具。在系统性 LCS 项目中，申请单和 SDM 访视通常由开展 LCS 项目的临床医疗提供者开具。该计划有助于对患者进行 LDCT 检查后的后续管理。

利用风险预测模型，如前列腺、肺、结直肠和卵巢（prostate，lung，colorectal and ovarian，PLCO）M_{2012} 模型，可识别出需要进行 LCS 的人群。与基于年龄和吸烟的 NLST 相比，该模型将个体化变量与临床因素相结合，对肺癌的检测更加灵敏 [3, 4]。使用该风险预测模型还有助于解决 LCS 中筛查资格上的差异 [5]。其他精准的风险预测模型还有 Bach 模型、肺癌风险评估工具（Lung Cancer Risk Assessment Tool，LCRAT），以及肺癌死亡风险评估工具（Lung Cancer Death Risk Assessment Tool，LCDRAT）。通常将≥1.5% 的风险定义为肺癌"高风险" [4]。然而大多数保险公司不会根据这些标准报销 LCS CT 费用，需要患者自费，因此检查申请单应包括所使用的风险模型、用于确定风险状态的数据点和计算的风险。

重要的是，检查申请单应注明患者是否接受过可用于比较的诊断性胸部 CT，并提供先前 CT 的检查地点和大致日期。这种比较对于具有基线 LCS CT 的患者尤其重要。此外，还应记录患者末次筛查 CT 至今所有的诊断性胸部 CT 或胸部 CTA。

二、标准化报告方案和国家注册要求

LCS 的目的是识别早期可治愈的肺癌。早期肺癌通常表现为肺小结节。在影像报告中，放射科医生会描述结节的大小、性质（实性、部分实性或非实性）、边缘和位置。若之前做过 CT，放射科医生将进行对比以确定此次 CT 检查中的结节是否为新发，以及结节大小的变化。对部分实性结节中实性成分变化的评估尤其重要。

2014 年，美国放射学会开始采用肺部 CT 筛查报告和数据系统（Lung CT screening reporting & data system，Lung-RADS）[6]。这种结构化报告系统规范了报告书写和解释。根据最新的循证医学证据，Lung-RADS 进行了更新，进一步降低了假阳性率。

Lung-RADS 将结节的分类根据检查结果和任一类结节的特征分为 1~4 类（图 6–1）。分类范围从阴性或良性外观（Lung-RADS 1 类和 2 类）到可能良性（Lung-RADS 3 类）再到可疑恶性（Lung-RADS 4 类）。Lung-RADS 分级系统包括基于恶性肿瘤风险管理的建议。大多数患者（80%~90%）为 Lung-RADS 1 类或 2 类，并建议连续每年进行胸部 CT 筛查。Lung-RADS 3 类或 4A 类的患者建议每 6 个月或 3 个月行随访 CT。4B 类或 4X 类为最可疑结节需要立即进一步检查，通常为正电子发射体层摄影（positron emission tomography，PET）- 计算机断层扫描（computer tomography，CT）或组织活检。

国际早期肺癌行动项目（International Early Lung Cancer Action Program，IELCAP）采用的报告方式略有不同[7]。IELCAP 的开展早于 Lung-RADS，为肺癌筛查提供了众多参考（图 6–2）。Lung-RADS 和 IELCAP 都评估了结节的性质（实性、部分实性和非实性），并使用 6mm 大小的实性结节作为"阳性"检查的阈值[6, 7]。这两种策略均对需要立即检查或后续随访提供了管理建议。

即使未发现可疑肺结节，也应报告与吸烟相关的肺部疾病，包括肺气肿和支气管炎。报告也应描述与吸烟相关的其他异常，如冠状动脉钙化和骨质疏松等。这些结果有助于鼓励患者戒烟或继续戒烟。LCS 的开展并向被检者展示其胸部 CT 上与吸烟相关的组织损伤是戒烟干预的最佳时机[8]。

医疗保险报销最初需要向国家登记数据，但现在是可选择的。CMS 批准的唯一注册机构是美国放射学会（American College of Radiology，ACR）的肺癌筛查登记中心（Lung Cancer Screening Registry，LCSR）[9]。LCSR 是一种质量保证工具，用于确保患者资格标准、辐射剂量、附带异常发现、患者是否遵循年度复查，以及放射科医生的报告模式。它是在国家层面收集数据和评估 LCS 质量指标的唯一可用工具。

追踪患者信息、检查结果和随访数据并不容易。最初，这些项目信息通常使用图表和电子表格来收集和记录。然而，随着筛查计划的开展和每年患者数量的增加，需要更加稳健的方式。筛查计划可以使用自主开发的数据管理工具或商业软件。无论使用哪种工具，跟踪系统都是必要的，都需要确保患者得到及时且恰当的管理。

LCS 的另一项职责是直接向患者发送 CT 检查结果。应将 CT 检查报告发

Lung-RADS® 版本 1.1
评估类别发布日期: 2019 年

分类	评分	描述	处理	恶性肿瘤风险	估计人群患病率
不定类别	0	之前有过胸部 CT	增加肺癌 CT 筛查和（或）与先前胸部 CT 进行对比	不适用	1%
		部分或全肺无法评估			
阴性 无结节或确定为良性结节	1	无肺结节	继续每年（12 个月）LDCT 筛查	<1%	90%
		结节呈现特征性的钙化（完全的、中央的、爆米花样的、同心环的、含脂肪粒的结节）			
良性表现或变化 结节大小较小或直径无增长，发展为临床活跃性癌症的可能性极小	2	肺裂间隙周围结节（见脚注 11） <10mm（524mm³）			
		实性结节 <6mm（<113mm³） 新发结节<4mm（<34mm³）			
		部分实性结节 基线筛查总直径<6mm（<113mm³）			
		磨玻璃结节（GGN） <30mm（<14 137mm³）或≥30mm（≥14 137mm³）且无变化或缓慢生长			
		3 类或 4 类结节≥3 个月无变化			
良性可能大 短期随访考虑良性结节，包括成为临床活跃性肿瘤可能性较小的结节	3	**实性结节** 基线测量 6～8mm（113～268mm³）或新发结节 4～6mm（34～113mm³）	每 6 个月进行 LDCT 筛查	1%～2%	5%
		部分实性结节 总直径≥6mm（≥113mm³）且其中实性成分<6mm（<113mm³），或新发病灶总直径<6mm（<113mm³）			
		非实性结节（磨玻璃结节）（ground-glass nodule，GGN） 基线 CT≥30mm（≥14 137mm³），或新发结节			
可疑恶性 建议额外的诊断性检查	4A	**实性结节** 基线测量 8～15mm（268～1767mm³），或增长中结节<8mm（<268mm³），新发结节 8～6mm（113～268mm³）	每 3 个月 LDCT 筛查；实性成分≥8mm（≥268mm³）时需 PET-CT 检查	5%～15%	2%
		部分实性结节 总直径≥6mm（≥113mm³），其中实性成分 6～8mm（113～268mm³），或新发或增长的实性成分<4mm（<34mm³）			
		支气管内结节			
恶性可能大 建议额外的诊断性检查和（或）组织活检	4B	**实性结节** ≥15mm（1767mm³），或新发或增长的结节>8mm（≥268mm³）	胸部 CT 或胸部增强 CT，* 根据恶性可能性和共存病可选择 PET-CT 和（或）组织活检。实性成分≥8mm（≥268mm³）需进行 PET-CT 检查 对于每年 CT 筛查发现的新发较大结节，建议 1 个月内复查 LDCT 以排除潜在的感染或炎症性病变	>15%	2%
		部分实性结节 实性成分≥8mm（≥268mm³），或新发或增长的实性成分<4mm（≥34mm³）			
	4X	具有其他特征的 3 类或 4 类结节或影像学发现增加恶性倾向的结节			
其他 具有临床意义或潜在临床意义的发现（非肺癌）	S	修正后可添加到 0～4 类	根据具体发现	不适用	10%

重要使用注意事项具体如下。
1. 筛查阴性：并不意味着个体未患肺癌。
2. 大小：计算结节平均直径，测量长轴和短轴并精确到小数点后一位，报告结节平均直径并精确到小数点后一位。
3. 大小阈值：适用于首次检测时的结节，其生长并达到较高的类别。
4. 生长：大小增加>1.5mm（>2mm³）。
5. 检查类别：基于怀疑程度最高的结节，每次检查应编码为 0～4。
6. 检查描述：S 描述可添加到 0～4 类别。
7. 肺癌诊断：一旦患者被诊断为肺癌，可进行进一步的治疗（包括额外的影像学检查，如 PET-CT），用于肺癌分期；这不再是筛查。
8. 实践审计定义：阴性筛查定义为筛查结节 1 和 2；阳性筛查定义为筛查结果 3 和 4。
9. 4B 类管理：基于患者评价、患者偏好和恶性肿瘤风险的恶性肿瘤概率；我们鼓励放射科医生在提出建议时使用 McWilliams 等的评估工具。
10. 4X 类别：其他影像结果增加肺癌可能性的结节，如毛刺、1 年内 GGN 大小翻倍、区域淋巴结肿大等。
11. 边缘光滑的实性结节，呈椭圆形、扁圆形或三角形，最大直径<10mm（524mm³）（周围结节）应归为 2 类。
12. 复查 CT 无改变的 3 类和 4A 类结节应归为 2 类，个体在 12 个月内返回接受检查。
13. LDCT：低剂量胸部 CT。
*. 扩展资料可点击链接：https://www.acr.org/Clinical-Resources/Reporting-and-Data-Systems/Lung-Rads
*. Lung-RADS 模型链接：https://brocku.ca/lung-cancer-screening-and-risk-prediction/risk-calculators/

▲ 图 6-1 Lung-RADS 1.1 版中的结构化报告系统

IELCAP 基线筛查方案

阴性：无结节，年度复查　　　　　　　　　　　　IELCAP = 1

半阳性：年度复查　　　　　　　　　　　　　　　IELCAP = 2

　a. 无论大小的非实性结节

　b. 最大实性，部分实性（实性部分）＜6.0mm

　c. 裂隙周围结节直径＜10.0mm，边缘光滑，呈扁平状、椭圆形或三角形

　d. 肋胸膜结节直径＜10.0mm，边缘光滑，任何形状（透镜形、椭圆形、半圆形、三角形、多边形或圆形）；不规则形状除外

可疑：3 个月复查 LDCT　　　　　　　　　　　　IELCAP = 3

　a. 基线后 3 个月随访 CT 报告最大实性、部分实性（实性成分）为 6.0～14.9mm，无恶性生长，9 个月后进行首次年度复查

阳性：　　　　　　　　　　　　　　　　　　　　IELCAP = 4

　a. 3 个月随访 CT 报告直径最大实性、部分实性（实性成分）为 6.0～14.9mm，呈恶性生长

　b. 最大实性或部分实性结节≥15.0mm

　c. 实性支气管内结节

阳性结果的工作选项

A. 如果结节外观高度提示肺癌，建议立即活检

B. 另一种选择是进行 PET 扫描，特别是当结节的实性部分直径≥10.0mm 时。如果 PET 结果为阳性，建议进行活检，但是如果为阴性或不确定，1～3 个月后进行 LDCT 检查。如果正在增长，建议进行活检，但如果 CT 显示部分或完全消退，则停止进一步检查

C. 当存在多个结节且可能存在隐匿性感染或炎症时，建议在 1～3 个月后行 LDCT，然后使用广谱抗生素进行厌氧菌覆盖治疗（72）。结果按选项 B 中指定的方式执行

D. 如果在基线 CT 检查时发现支气管内结节，则要求患者剧烈咳嗽数次，并对关注区域再次扫描。如果基线 CT 检查时未发现支气管内结节，患者将在 1 个月内接受 LDCT 随访复查。在随访 CT 时，要求患者剧烈咳嗽数次。如果结节仍然存在，则转诊至呼吸科会诊，必要时进行支气管镜检查。如果发现残留分泌物的典型特征如低衰减、气泡、滞留和多重性，则不需要复查［另见 NCCN 指南 2016（92）］

▲ 图 6-2　**IELCAP 中的结构化报告系统**

送给患者和主管医师。根据国际肺癌研究协会（International Association for the Study of Lung Cancer，IASLC）指南，推荐使用"以人为本"的语言。这种语言将患者置于疾病之前，描述患者的状况，而不是患者的身份[10]。例如，患者被描述为"吸烟的人"，而不是被确定为"吸烟者"。

三、肺癌 CT 筛查结果的处理

理想情况下，筛查计划的实施需要以多学科团队的方式进行。开展 LCS 的最佳策略是利用多学科团队，包括 LCS 研究员 / 患者引导员、CT 技师、放射科医生、初级保健医生、高级医疗提供者（advanced practice provider，APP）、呼吸科医生、胸外科医生、肿瘤内科医生、放疗科医生和病理科医生。

放射科医生根据上一节所述的结构化报告提供随访建议。最常见的是继续年度复查胸部 LDCT。对于"CT 阳性"，即 Lung-RADS 4A 类和 Lung-RADS 3 类的人群，通常建议在 3 或 6 个月内复查诊断性胸部 CT。对于 Lung-RADS 4B 类和 4X 类的人群，建议立即 PET-CT 或组织活检，少数情况下可选择 1 个月后的胸部 CT 随访。

多学科可疑肺结节讨论（Multidisciplinary Suspicious Lung Nodule Conference）有助于确定 Lung-RADS 4 类可疑结节。可疑肺结节讨论（Suspicious Lung Nodule Conference）可在肺癌委员会（Lung Tumor Board）到场后立即举行，因为大部分重要参会者已经到位。讨论应邀请转诊医师亲自参加或线上出席。多学科可疑肺结节讨论的协调工作可由 LCS 研究员或其他 LCS 工作人员完成。讨论需要制订一个流程，汇编病例，并将其发送给会议代表（通常是放射科医生）。

在系统性 LCS 项目中，研究员协助随访监测。他们会告诉患者检查结果，回答问题并解释随访监测的内容。对于需要加强监测的患者，研究员或转诊医师将与患者讨论结果，共同决策。对于 Lung-RADS 4 类的患者，医师或研究员需要告知其病例将在肺结节会议上讨论。

若肺结节会议无法开展，可选择将可疑结节患者转诊至结节专科医院或当地转诊中心。需要建立一种可及时将可疑结节患者名单告知诊所或医疗机构的流程。

无论是结节会议、结节专科医院还是转诊中心，医师都应该具有肺结节管理的专业知识和经验。此外，医师可使用风险预测模型来帮助确定特定结节的恶性风险。根据患者肺结节的表现和其临床病史，通常使用风险模型等工具来协助确定恶性概率[11-13]。这些附加信息有助于医疗决策和后续治疗的实施。重要的是，需要对结节会议的建议进行沟通，以便制订后续计划。首要目标是为患者提供最及时且恰当的管理，改善其生存和生活质量。

追踪筛查患者的诊断性随访检查可能是一项挑战。许多 LCS 项目发现，建立特定的 LCS CT 随访顺序和检查名称是很有用的。例如，筛查发现结节的后续随访 CT 可称为"胸部 CT LCS 随访"（CT Chest LCS Follow-up）。该检查为诊断性胸部 CT，CPT 代码为 71250，但有着比普通的"胸部 CT WO"（CT Chest WO）更具体的名称。这方便了研究员跟踪随访患者检查的顺序和完成情况。"胸部 CT LCS 随访"检查应采用与 LDCT 相同的方案，最大限度减少放射剂量，并优化了与既往 CT 的比较。应将 Lung-RADS 评分加入结果中，以便通过肺癌筛查计划持续追踪。

四、肺癌筛查 CT 意外发现的处理

除了识别早期肺癌外，LCS 还提供了一个识别重要和潜在重要的意外发现（incidental findings，IF）的机会。由于 LCS 包括整个胸部（从下颈部至上腹部）的横断面成像，多个器官整体或部分可见。因此有机会检测出心血管疾病、主动脉异常、肺部疾病（包括慢性阻塞性肺疾病和间质性肺病），以及甲状腺、纵隔、食管、肾脏、肝脏、胰腺和乳腺等肺外肿瘤。LCS CT 还可发现肝脏脂肪浸润和骨密度降低、骨质减少和骨质疏松[14, 15]。

LCS CT 经常可发现 IF。部分 IF 是重要的，是"可处理的"，而其他 IF 被认为是无关紧要的，无须随访。"可处理" IF 需要随访以确定是良性还是恶性病变（如肾肿块），或者患者是否能从临床干预（如他汀类药物治疗冠状动脉钙化）中获益。IF 的出现频率因其定义不同而存在很大差异。研究报道了广泛的 IF，从 4%～94%[16-19]。这种差异性涉及什么是 IF，以及哪些 IF 是可干预的。报告的可干预 IF 的出现频率为 1%～20%[20]。

LCS 中最常见的 IF 为肺部病变和心血管疾病[19-23]。Morgan 等的研究指出最常见的 IF 为呼吸系统 IF（69.6%）、心血管 IF（67.5%）和消化系统 IF（25.9%）[23]。他们的综述提示几乎所有加入 LCS 的患者都报告了至少 1 个 IF，但是只有 15%

的 IF 是可干预的。有趣的是，尽管许多患者发现了呼吸系统 IF，如肺气肿（50.6%）和支气管壁增厚（39.4%），但只有 1.8% 的肺部 IF 得到了干预。相比之下，15.3% 的心血管系统 IF 转诊至心血管内科接受下一步治疗。

令人惊讶的是，仅 32% 的患者被发现患有慢性阻塞性肺疾病（chronic obstructive pulmonary disease，COPD），这意味着肺部结果的随访评估数量很少。尽管肺气肿不被认为是一个"可处理的发现"，但许多患者可能从转诊至呼吸科而获益，这是因为对 COPD 患者进行早期干预可改善预后[24]。

美国国家肺筛查试验（National Lung Screening Trial，NLST）发现心血管疾病是主要死亡原因[21]。冠状动脉钙化（coronary artery calcification，CAC）与发生心血管事件风险相关。由于吸烟是心血管疾病的已知危险因素，预计冠状动脉钙化的患者数量会很多。虽然使用心电图（electrocardiogram，ECG）门控 CT 来进行 CAC 评估是最准确的手段，但 CAC 也能在非门控 LDCT 上得到有效检测[25]。

实质器官病变的随访需要与 LCS 的低剂量技术有关。由于该技术不能最佳显示软组织，因此它经常只能显示一部分器官，尤其是腹部器官。随访检查需要对关注的器官进行完整成像，且可能需要静脉对比剂。幸运的是，LCS 中肺外恶性肿瘤的发生率较低（0%～1.6%）[21, 25-27]。Nguyen 等的研究报告发现，17 309 例 LCS 患者中，67 例（0.39%）在筛查期间被诊断出原发性胸外癌症[19]。Rampinelli 等开展了一项 COSMOS（连续观察吸烟对象）研究[27]，在纳入的 5201 例志愿者中，有 27 例发现了胸外恶性肿瘤。最常诊断的癌症为肾癌、甲状腺癌和淋巴瘤[19, 27]。

LCS 中 IF 的随访率是可变的，需要更好地规范定义潜在重大异常[18]。目前国际上尚未就处理 IF 达成一致[28]。理想情况下，CT 报告应指出哪些 IF 是可处理的。但放射科医生的报告并不一致，报告中可能缺乏明确简洁的随访建议[18]。意外发现的定义和放射科医生报告的不一致性可能会导致那些追踪 LCS 患者情况的研究员困惑。此外，意外发现的后续随访由患者的 PCP 负责，但 PCP 可能无法确定报告中的异常是否需要转诊或进一步复查。

美国放射学会为协助解释 CT 影像发现已经制订了几份白皮书[29-34]。但这些文件的复杂性和滞后性可能会影响其常规使用，特别是在 LCS 研究员和 PCP 中。为了解决这一问题（图 6-3），ACR 肺癌筛查指导委员会制订了一份关于管

ACR® 肺癌 CT 筛查偶然发现	**ACR**
快速参考指南	放射学

本指南旨在供肺癌筛查 (LCS) 项目协调员和护士使用，因为他们与转诊医生合作，帮助协调 LCS 患者的护理。

- 快速指南列出了 LCS CT 的常见偶然结果，以及治疗和（或）适当随访建议。
- 与既往检查的比较对于评估疾病的稳定性或变化非常重要。
- 提供的指南旨在作为一个简单的参考工具，并不能取代第 3 页所列的更全面的白皮书、ACR 适当性标准和参考文件。
- 放射科医生应在报告的 "Impression" 部分指出需要注意的重要偶然发现和随访建议。
- 关于放射学报告中发现的问题，最好由解读检查的放射科医生来回答。

图例 / 缩写：

ASCVD = 动脉粥样硬化性心血管疾病	MR = 磁共振成像
CAC = 冠状动脉钙化	OK = 局部但并非总是不显著或良性
CE = 对比度增强	US = 超声波
CT = 计算机断层扫描	w/u = 随访成像
→ = 建议采取的措施，粗体文本	PCP = 初级保健医生

解剖区域	结果 / 建议
腹部	
肾上腺 [1]	• 肾上腺钙化 –OK • 结节＜10HU（脂肪密度），可能为腺瘤 –OK • 软组织密度结节＜1cm–OK • 肾上腺结节稳定≥1 年 –OK →**任何其他结节或肿块→ w/u：CE 肾上腺 CT 或 MRI**
肾脏 [2]	• 非梗阻性肾结石 –OK • 单纯性或高密度 / 出血性囊肿（"Bosniak 1 or 2"）＜4cm–OK →**软组织密度（或者混杂密度）肾肿块→ w/u：肾脏 CT 或 MRI，无静脉造影**
肝脏 [3]	• 简单的囊肿 –OK • 结节＜1cm–OK，可能为良性 →**软组织结节 / 肿块≥21cm → w/u：CE 腹部 CT 或 MRI** →**脂肪肝 / 肝脂肪变性或肝硬化→ PCP 评估**
胰腺 [4]	• 粗钙化 –OK →**囊肿 / 肿块→ w/u：CE 腹部 CT 或 MRI**
肌肉骨骼	
骨密度 [13, 14, 15]	• L1＞130HU-OK → **L1 100～130HU（骨质疏松症）→考虑 PCP 评估** → **L1＜100HU（骨质疏松症）→ PCP 评估并考虑 DEXA**
其他	• 退行性椎间盘疾病 –OK

▲ 图 6–3　**ACR 肺癌 CT 筛查意外发现快速参考指南**

心血管	
主动脉 [6]	• "脑主动脉扩张" –OK • 壁钙化 –OK • 升主动脉＜42mm-OK →升主动脉≥42mm → PCP 监测或心内科会诊动脉瘤监测
心包	• 微量 / 少量心包积液 –OK →中度或大量心包积液→与 PCP 讨论 →其他异常（如中度或更严重的主动脉瓣钙化） 　→ PCP 评价
冠状动脉 [7, 8]	• 冠状动脉钙化（CAC）一般报告为无、轻度、中度或重度 → CAC 存在→ PCP 评价用于 ASCVD 风险评估
主要 PA 测量 [9, 10]	• ＜31mm– 正常 • → 31mm → PCP 评价，考虑心内学或肺科会诊
乳腺	
	• 粗钙化 –OK • 囊肿，无相关固体成分 –OK →任何其他结节 / 肿块或不对称密度→ w/u：诊断性乳腺 X 射线摄影 +/-US
食管	
	→巨大食管裂孔疝或食管扩张→ PCP 评估 →局灶性壁增厚或肿块→ PCP 评价，考虑 GI 咨询
肺 / 胸膜	
肺 [11]	• 肺不张 – 轻度 / 亚段 –OK • 肺气肿 / 支气管壁增厚（预期结果）– 考虑 PCP 评估：可能从肺科会诊中 　获益 →纤维化间质性肺疾病（ILD）→建议肺科会诊 →支气管扩张 / 毛玻璃样混浊囊性肺疾病 / 弥漫性结节性疾病→ PCP 评估， 　考虑肺科会诊
胸膜	→新发疾病 - 积液、增厚、肿块→ PCP 评估，考虑肺科会诊
纵隔	
淋巴结（短轴测量）[12]	• ＜15mm–OK →≥15mm 且无可解释的原因→ PCP 评估：考虑肺科会诊。考虑 3~6 个月 　随访胸部增强 CT
其他 [12]	• 囊肿 –OK →肿块（软组织或混合密度）→胸部增强 MRI 或 CT
甲状腺 [16]	
特征	• 巨大且异质性，可能为甲状腺肿 – 可能正常：考虑甲状腺功能检查 • 结节＜15mm–OK →结节≥15mm 或有可疑特征→ w/u：甲状腺超声和临床评估

关于偶然发现的 ACR 白皮书链接：
https://publish.smartsheet. com/42d18e874a164318a0f702481f2fbb70

▲ 图 6–3（续）　**ACR 肺癌 CT 筛查意外发现快速参考指南**

参考文献:

[1] Mayo-smith WW,Song JH, Boland GL,et al.Management of Incidental Adrenal Masses:ACR Incidental Findings Committee.*J Am Coll Radiol*.2017 Aug;14(8):1038–1044.

[2] Herts BR,Silverman SG,Hindman NM et al.Management of the Incidental Renal Mass on CT:ACR Incidental Findings Committee.*J Am Coll Radiol*. 2018 Feb:15(2):264–273.

[3] Gore RM,Pickhandt PJ,Mortele KJ,et al. Management of Incidental Liver Lesions on CT:ACR Incidental Findings Committee.*J Am Coll Radiol*.2017 Nov;14(11):1429–1437.

[4] Megibow AJ,Baker ME,Morgan DE,et al. Management of Incidental Pancreatic Cysts:ACR Incidental Findings Committee.*J Am Coll Radiol*.2017 Jul;14(7):911–923.

[5] Heller MT,Harisinghani M,Neitlich JD,Yeghiayan P,Berland LL.Managing Incidental Findings on Abdominal and Pelvic CT and MRl,Part 3:White Paper of the ACR Incidental Findings Committee ll on Splenic and Nodal Findings.*J Am Coll Radiol*.2013 Nov;10(11):833–839.

[6] McComb BL,Munden RF,Duan F,Jain AA,Tuite C,Chiles C.Normative reference values of thoracic aortic diameter in American College of Radiology Imaging Network(ACRIN 6654) arm of National Lung Screening Trial.*Clin Imaging*.2016;40(5):936–943.

[7] Hecht HS,Cronin P,Blaha MJ,et al. 2016 SCCT/STR Guidelines for Coronary Artery Calcium Scoring of Noncontrast Noncardiac Chest CT Scans;A Report of The Society of Cardiovascular Computed Tomography And Society of Thoracic Radiology.*J Cardiovasc Comput Tomogr*.2017:11(1):74–84.

[8] Arnett DK,Blumenthal RS,Albert MA,et al.2019 ACC/AHA Guideline on the Primary Prevention of Cardiovascular Disease:A Report of the American College of Cardiology/American Heart Association Task Force on Clinical Practice Guidelines.*Circulation* 2019 Sep;140(11):e596–e646.

[9] Truong QA,Bhatia HS,Szymonifka J,et al.A four-tier classification system of pulmonary artery metrics on computed tomography for the diagnosis and prognosis of pulmonary hypertension.*J Candiovasc Comput Tomogr*.2018;12(1):60–66.

[10] Truong QA,Massaro JM,Rogers IS,et al.Reference values for normal pulmonary artery dimensions by noncontrast cardiac computed tomography:the Framingham Heart Study.*Circ Cardiovasc Imaging*.2012 Jan;5(1):147–154.

[11] Munden RF,Black WC,Hartman TE,et al. Managing Incidental Findings on Thoracic CT:Lung Findings.AWhite Paper of the ACR Incidental Findings Committee.*J Am Coll Radiol*.2021 Jul;S1546–1440(21)00376–8.

[12] Munden RF,Carter BW,Chiles C,et al.Managing Incidental Findings on Thoracic CT:Mediastinal and Cardiovascular Findings.A White Peper of the ACR Incidental Findings Committee.*J Am Coll Radiol*.2018 Aug;15(8):1087–1096.

[13] Lee SJ,Pickhardt PJ.Opportunistic Screening for Osteoporosis Using Body CT Scans Obtained for Other Indications:the UW Experience.*Clinic Rev Bone Miner Metab*.2017;15(3):128–137.

[14] Buckens CF,van der GraafY,Verkooijen HM,et al.Osteoporosis Markers on Low-Dose Lung Cancer Screening Chest Computed Tomography Scans Predict All-Cause Mortality.*Eur Radiol*.2015 Jan;25(1):132–139.

[15] Boutin RD,Lenchik L.Value-Added Opportunistic CT:Insights into Osteoporosis and Sarcopenia.*AJR*.2020;215:582–594.

[16] Hoang JK,Langer JE,Middleton WD,et al.Managing Incidental Thyroid Nodules Detected on Imaging: White Paper of The ACR Incidental Thyroid Findings Committee.*J Am Coll Radiol*.2015 Feb;12(2):143–150.

acr.org/lungresources | 1·800·227·5463 | 🇽 📘 ⨍ 🔗 ▶️

▲ 图 6-3（续） ACR 肺癌 CT 筛查意外发现快速参考指南

理 LCS 中 IF 的快速指南。该指南是基于已发表的证据或共识，在专科专家的审查下制订的。其目的是为 LCS 项目研究者和初级保健医生提供快速和方便的 IF 管理建议。该文件概述了常见的 IF 及它们的意义，并提供了必要时的检查建议和后续处理。

　　IF 的检测可能会降低部分 LCS 患者的发病率和死亡率，但也可能导致过度诊疗[26, 35, 36]。筛查计划应该制订一个标准方法来评估 IF。使用快速参考指南等工具有助于确保患者得到合适的随访，并有助于减少不必要的检查。IF 导致的潜在获益和危害也应作为 SDM 讨论的一部分[37]。

适当报告和管理 LCS CT 相关 IF 可能改善了 LCS 的健康结果和成本效益。

五、肺癌筛查技术的进展

技术的飞速发展有助于提高肺癌筛查的效率，改善肺癌早期检测和优化治疗。

CT 的计算机辅助检测（computer-aided detection，CAD）工具已面世数年。CAD 可以帮助诊断肺结节，发现放射科医生遗漏的病灶。这些工具通常可以快速识别结节，但由于大量的假阳性而未被广泛采用。此外，对肺结节患者的诊断往往耗时，且影像判读时间很长。

通过 CAD 进行结节体积测量可帮助指导治疗。体积测量和体积倍增时间（volume doubling time，VDT）已被证实可更准确地评估结节生长状态并指导随访[38, 39]。例如，对于 VDT<400 天的患者，通常建议进行诊断性检查，而非随访 CT。

人工智能（artificial intelligence，AI）是一个广义术语，通常指能够解释和学习数据以执行特定任务和达到特定目标的计算机系统[40]。AI 工具包括使用机器学习、深度学习和卷积神经网络，可以对肺部结节进行自动定性和分类[41]。AI 工具可作为第一次、同时或第二次读片时呈现给放射科医生。AI 在评估冠状动脉钙化的严重程度方面也具有高灵敏度和特异度[42]。

放射组学是一个快速发展的领域，它从医学图像中提取特征，并将其转换为可管理的数据进行预测分析[43]。放射组学不仅分析常见的结节大小、形状和 CT 密度等，还评估了人眼无法区分的质地、微波和熵。通过与 AI 结合，放射组学可以处理大量数据。结合放射组学与基因组学、血浆生物标志物和组织学模式，已被证明有助于区分良性和恶性结节[44]。

我们已经研究了几种可能改善早期检测或识别高风险人群的生物标志物。这些标志物包括肺活量、自身抗体、补体片段、无细胞核酸、DNA 甲基化和血液蛋白质分析。有研究表明，生物标志物可能使筛查间隔个体化，例如，每隔 1 年进行 1 次，而不是每年 1 次[45]。目前 LCS 的生物标志物需要进一步研究。

人工智能、放射组学和生物标志物可以提高 LCS 的敏感性、特异性和准确性，是一种有前景的方法。

六、女性和肺癌筛查

每年死于肺癌的女性患者超过乳腺癌、卵巢癌和宫颈癌的总和[46]。在过去 42 年中，男性肺癌的发病率下降了 36%，而女性发病率增加了 84%[47]。尽管如此，2020 年的一项美国全国性调查发现，只有 8% 的成年人意识到肺癌是女性的头号癌症杀手[48]。多项随机对照试验已经证实每年使用 LDCT 进行肺癌筛查可显著降低死亡率，包括 NLST 和 NELSON 在内的多项试验显示，女性患者在肺癌筛查中的获益较男性患者更大[21, 39]。最近发表的德国肺癌筛查干预试验（Lung Cancer Screening Intervention，LUSI）研究报告显示，女性肺癌患者死亡率降低了 69%，而男性仅为 6%[49]。

遗憾的是，肺癌筛查的研究和实施尚未充分提高女性人群对肺癌的认识。女性在临床试验中的代表性历来不足[50]，在肺癌筛查试验中也是如此。例如，NLST 试验入组女性人群比例 41%，NELSON 试验入组女性人群比例仅 16%[39, 51]。肺癌筛查的临床实施对女性也更具挑战性。虽然全国正在努力提高肺癌筛查率[52, 53]，但与男性相比，女性接受肺癌筛查的可能性明显更低[54]。

差异性不仅存在于提供筛查的人群中，也存在于符合筛查标准的人群中。许多评估临床上肺癌筛查实施情况的研究表明，患者筛查资格存在显著差异，尤其是在女性和代表性不足的少数人群中[55-57]。这在一定程度上导致了 2021 年更新的指南提出将肺筛查扩展至烟草暴露较少的年轻个体[1]。癌症干预和监测建模网络（Cancer Intervention and Surveillance Modeling Network，CISNET）肺癌筛查工作组估计，本次指南更新将使筛查合格人群中女性的比例增加 96%[58]。

肺癌在女性中似乎是一种有差异的疾病，几项研究表明肺癌的组织学分布在不同性别之间存在差异[59-61]。例如，在患肺癌的女性中，不吸烟女性的肺癌发病率为 14.4%～20.8%，而不吸烟男性为 4.8%～13.7%[62]。除了女性不吸烟者更易患肺癌外，研究还发现女性比男性更易受烟草致癌作用的影响[63]。目前，肺癌在年轻女性中的发病率高于男性；女性发病率的增加不能单凭吸烟来解释[64]。

因此，肺癌筛查在女性中可能非常有效，因为女性肺癌的发病率比男性高，并且肺癌筛查对女性死亡率获益更大。目前，参与肺癌筛查的男性和女性人数均很低，估计全国范围内的符合条件的个体中，＜15% 的人参加肺癌筛查项目[65]。这就需要有针对性的干预措施来提高参与肺癌筛查项目的人数，尤其是女性。一种措施是借鉴乳腺 X 线片筛查的成功来提高对肺癌筛查的认识。美国国家疾病预防控制中心（Center for Disease Control and Prevention，CDC）报告称，过去 2 年，高达 70% 的＞40 岁女性进行了乳腺 X 线片检查[66]。因此，乳腺 X 线片检查为女性提供了一个"可教的时刻"，让她们了解自己是否符合接受肺癌筛查的资格及其获益。研究表明，接受乳腺筛查的女性中大约有 7% 符合肺癌筛查条件[67]，在这些女性中，有相当一部分实际上死于肺癌[68]。

女性和肺癌筛查的两大问题仍然是：理想的合格筛查人群是什么；如何吸引和招募有符合资格的参加肺癌筛查项目的人群。USPSTF 在 2021 年扩大了肺癌筛查资格标准，这是缩小女性筛查资格差异的重要步骤。问题是，这是否足以解决女性肺癌筛查的难题，因为仍有烟草暴露更少的年轻女性继续被诊断为肺癌并死于肺癌。现今人们特别关注对女性肺癌患者的评估，因为无吸烟史的女性的肺癌发病率高于男性[62, 69]。尽管在亚洲进行的几项试验表明已在无吸烟史的女性中成功进行了肺癌筛查[70-72]，但我们目前仍不建议对年龄＜50 岁、吸烟史＜20 包年的患者进行筛查。

虽然指南将继续研究和修订，但符合肺癌筛查条件的女性应了解这项关键检查的价值。事实上，肺癌仍然是女性癌症相关死亡的主要原因，肺癌筛查可挽救其生命。

参 考 文 献

[1] US Preventive Services Task Force. Screening for lung cancer US Preventive Services Task Force Recommendation Statement. JAMA. 2021;325:962–70.

[2] Centers for Medicare & Medicaid Services. Decision memo for screening for lung cancer with low dose computed tomography (LDCT) (CAG-00439N). 2015. https://www.cms.gov/medicare-coverage-database/details/nca-decision-memo.

[3] Tammimagi MC, Katki HA, Hocking WG, et al. Selection criteria for lung-cancer screening. N Engl J Med. 2013;368:728–36.

[4] Tammimagi MC, ten Haaf K, Toumazis I, et al. Development and validation of a multivariable Lung Cancer Risk Prediction Model that includes low-dose computed tomography screening results. JAMA Netw Open. 2019;2(3):e190204. https://doi.org/10.1001/jamanetworkopen.2019.0204.

[5] Pasquinelli MM, Tammemagi MC, Kovitz KL, et al. Risk prediction model versus United States Preventive Services Task Force lung cancer screening eligibility criteria: reducing race disparities. J Thorac Oncol. 2020;15(11):1738–47.

[6] American College of Radiology. Lung CT Screening Reporting & Data System (LungRADS Version 1.1). https://www.acr.org/LungRADS.

[7] IELCAP. International v Early Lung Cancer Action Program: Screening Protocol. https://www.ielcap.org/Management.

[8] Deppen SA, Grogan EL, Aldrich MC, Massion PP. Lung cancer screening and smoking cessation: a teachable moment. JNCI. 2014;106:1–2.

[9] American College of Radiology. Lung Cancer Screening Registry. https://www.acr.org/LCSR.

[10] IASLC Language Guide. 2021. IASLC. https://www.iaslc.orf/IASLCLanguageGuide.

[11] McWillaims A, Tammemagi MC, Mayo JR, et al. Probability of lung cancer in pulmonary nodules detected on first screening CT. N Engl J Med. 2013;369:910–9.

[12] White CS, Dharaiya E, Dalal S, et al. Vancouver risk calculator compared with ACR LungRADS in predicting malignancy: analysis of the National Lung Cancer Screening Trial. Radiology. 2019;291:205–11.

[13] Choi HK, Ghobrial M, Mazzone PJ, et al. Models to estimate the probability of malignancy in patients with pulmonary nodules. Ann Am Thorac Soc. 2018;15(10):1117–26.

[14] Penna R, Lim J, Williams BL, et al. Opportunistic screening of patients for hepatic steatosis: clinical follow-up and diagnostic yield. J Am Coll Radiol. 2021;18:1423–9.

[15] Boutin RD, Lenchik L. Value-added opportunistic CT: insights into osteoporosis and sarcopenia. AJR. 2020;215:582–94.

[16] Kinsinger LS, Anderson C, Kim J, et al. Implementation of lung cancer screening in the Veterans Health Administration. JAMA Intern Med. 2017;177(3):399–406.

[17] Janssen K, Schertz K, Rubin N, Begnaud A. Incidental findings in a Decentralized Lung Cancer Screening Program. Ann Am Thorac Soc. 2019;16(9):1198–200.

[18] Reiter MJ, Nemesure A, Madu E, et al. Frequency and distribution of incidental findings deemed appropriate for S modifier designation on low-dose CT in lung cancer screening program. Lung Cancer. 2018;120:1–6.

[19] Nguyen XV, Davies L, Eastwood JD, Hoang JK. Extrapulmonary findings and malignancies in participants screened with chest CT in the National Lung Screening Trial. J Am Coll Radiol. 2017;14:324–30.

[20] Tsai EB, Chiles C, Carter BW, et al. Incidental findings on lung cancer screening: significance and management. Semin Ultrasound CT MR. 2018;39:273–81.

[21] The National Lung Screening Trial Research Team. Reduced lung-cancer mortality with low-dose computed tomographic screening. N Engl J Med. 2011;365:395–409.

[22] Chung JH, Richards JC, Koelsch TL, et al. Screening for lung cancer: incidental pulmonary parenchymal findings. AJR. 2018;210:1–11.

[23] Morgan L, Choi H, Reid M, Khawaja A, Mazzone PJ. Frequency of incidental findings and subsequent evaluation in low-dose computed tomographic scans for lung cancer screening. Ann Am Thorac Soc. 2017;14:1450–6.

[24] Steiger D, Siddiqi MF, Yip R, et al. The importance of low-dose CT screening to identify emphysema in asymptomatic participants with and without a prior diagnosis of COPD. Clin Imaging. 2021;78:136–41.

[25] Chiles C, Duan F, Gladish GW, et al. Association of coronary artery calcification and mortality in the national lung screening trial: a comparison of three scoring methods. Radiology. 2015;276(1):82–90.

[26] Kucharczyk MJ, Menezes RJ, McGregor A, et al. Assessing the impact of incidental findings in a lung cancer screening study by using low-dose computed tomography. Can Assoc Radiol J. 2011;62:141–5.

[27] Rampinelli C, Preda L, Maniglio M, et al. Extrapulmonary malignancies detected at lung cancer screening. Radiology. 2011;261:293–9.

[28] Kauczor HU, Baird AM, Blum TG, et al. ESR/ERS statement paper on lung cancer screening. Eur Respir J. 2020;55(2):1900506. https://doi.org/10.1183/13993003.00506–2019.

[29] Munden RF, Carter BW, Chiles C, et al. Managing incidental findings on thoracic CT: mediastinal and cardiovascular findings. A White Paper of the ACR Incidental Findings Committee. J Am Coll Radiol. 2018;15:1087–96.

[30] Munden RF, Black WC, Hartman TE, et al. Managing incidental findings on thoracic CT: lung findings. A White Paper of the ACR Incidental Findings Committee. J Am Coll Radiol. 2021;18(9):1267–79.

[31] Gore RM, Pickhardt PJ, Mortele KJ, et al. Management of incidental liver lesions on CT: a White paper of the ACR Incidental Findings Committee. Am Coll Radiol. 2017;13:1429–37.

[32] Mayo-Smith WW, Song JH, Boland GL, et al. Management of incidental adrenal masses: a White Paper of the ACR Incidental Findings Committee. Am Coll Radiol. 2017;14:1038–44.

[33] Herts BR, Silverman SG, Hindman NM, et al. Management of the incidental renal mass on CT: a White Paper of the ACR Incidental Findings Committee. Am Coll Radiol. 2018;15:264–73.

[34] Megibow AJ, Baker ME, Morgan DE, et al. Management of the incidental pancreatic cysts: a White Paper of the ACR Incidental Findings Committee. Am Coll Radiol. 2017;14:911–23.

[35] Gareen IF, Black WC, Tosteson TD, et al. Medical care cost were similar across the low-dose computed tomography and chest x-ray arms of the National Lung Screening Trial despite different rates of significant incidental findings. Med Care. 2018;56(5):403–9.

[36] Gierada DS, Black WC, Chiles C, et al. Low-dose screening for lung cancer: evidence from 2 decades of study. Radiol Imaging Cancer. 2020;2(2):e190058. https://doi.org/10.1148/rycan.2020190058.

[37] Godoy MCB, White CS, Erasmus JJ, et al. Extrapulmonary neoplasms in lung cancer screening. Transl Lung Cancer Res. 2018;7(3):368–75.

[38] Horeweg N, van der Aalst CM, Vliegenthart R. Volumetric computed tomography for lung cancer: three rounds of the NELSON trial. Eur Respir J. 2013;42:1659–67.

[39] De Koning HJ, van der Aalst CM, de Jong PA, et al. Reduced lung-cancer mortality with volume CT screening in a randomized trial. N Engl J Med. 2020;382:503–13.

[40] Schreuder A, Scholten ET, van Ginneken B, Jacobs C. Artificial intelligence for detection and characterization of pulmonary nodules in lung cancer CT screening: ready for practice? Transl Lung Cancer Res. 2021;10(5):2378–88.

[41] Mathew CJ, David AM, Mathew CMJ. Artificial intelligence and its future potential in lung cancer screening. EXCLI J. 2020;19:1552–62.

[42] Chamberlin J, Kocher MR, Waltz J. Automated detection of lung nodules and coronary artery calcium using artificial intelligence on low-dose CT scans for lung cancer screening: accuracy and prognostic value. BMC Med. 2021;19(1):55. https://doi.org/10.1186/s12916–021–01928–3.

[43] Binczyk F, Prazuch W, Bozek P, Polanska J. Radiomics and artificial intelligence in lung cancer screening. Transl Lung Cancer Rev. 2021;10(2):1186–99.

[44] Espinoza JL, Dong LT. Artificial intelligence tools for refining lung cancer screening. J Clin Med. 2020;9:1–17.

[45] Lam S, Tammemagi M. Contemporary issues in the implementation of lung cancer screening. Eur Respir Rev. 2021;30:1–17.

[46] Siegel RL, Miller KD, Jemal A. Cancer statistics, 2018. CA Cancer J Clin. 2018;68(1):7–30. https://doi.org/10.3322/caac.21442. (In Eng)

[47] Noone AM, Howlader N, Krapcho M, Miller D, Brest A, Yu M, Ruhl J, Tatalovich Z, Mariotto A, Lewis DR, Chen HS, Feuer EJ, Cronin KA, editors. SEER Cancer Statistics Review, 1975–2015. Bethesda, MD: National Cancer Institute. https://seer.cancer.gov/csr/1975_2015/, based on November 2017 SEER data submission, posted to the SEER web site, April 2018.

[48] National Lung Health Barometer. LUNG FORCE. https://www.lung.org/lung-force/lung-health-barometer2020.

[49] Becker N, Motsch E, Trotter A, et al. Lung cancer mortality reduction by LDCT screening-results from the randomized German LUSI trial. Int J Cancer. 2020;146(6):1503–13. https://doi.org/10.1002/ijc.32486. (In Eng)

[50] Schiebinger L. Women's health and clinical trials. J Clin Invest. 2003;112(7):973–7. https://doi.org/10.1172/JCI19993. (In Eng)

[51] National Lung Screening Trial Research T, Aberle DR, Adams AM, et al. Baseline characteristics of participants in the randomized national lung screening trial. J Natl Cancer Inst. 2010;102(23):1771–9. https://doi.org/10.1093/jnci/djq434. (In Eng)

[52] Yong PC, Sigel K, Rehmani S, Wisnivesky J, Kale MS. Lung cancer screening uptake in the United States. Chest. 2020;157(1):236–8. https://doi.org/10.1016/j.chest.2019.08.2176.

[53] Okereke IC, Nishi S, Zhou J, Goodwin JS. Trends in lung cancer screening in the United States, 2016–2017. J Thorac Dis. 2019;11(3):873–81. https://doi.org/10.21037/jtd.2019.01.105. (In Eng)

[54] Warner ET, Lathan CS. Race and sex differences in patient provider communication and awareness of lung cancer screening in the health information National Trends Survey, 2013–2017. Prev Med. 2019;124:84–90. https://doi.org/10.1016/j.ypmed.2019.05.001.

[55] Aldrich MC, Mercaldo SF, Sandler KL, Blot WJ, Grogan EL, Blume JD. Evaluation of USPSTF lung cancer screening guidelines among African American adult smokers. JAMA Oncol. 2019;5(9):1318–24. https://doi.org/10.1001/jamaoncol.2019.1402.

[56] Ritzwoller DP, Meza R, Carroll NM, et al. Evaluation of population-level changes associated with the 2021 US force lung cancer screening recommendations in community-based health care systems. JAMA Netw Open. 2021;4(10):e2128176. https://doi.org/10.1001/jamanetworkopen.2021.28176.

[57] Wu GX, Goldstein L, Kim JY, Raz DJ. Proportion of non-small-cell lung cancer patients that would have been eligible for lung cancer screening. Clin Lung Cancer. 2016;17(5):e131–9. https://doi.org/10.1016/j.cllc.2016.01.001. (In Eng)

[58] Meza R, et al. Evaluation of the benefits and harms of lung cancer screening with low-dose computed tomography: a collaborative modeling study for the U.S. Preventive Services Task Force. (CISNET) and L. C. Work Group. Rockville, MD 20857. Agency for Healthcare Research and Quality. AHRQ Publication No. 20–05266–EF-2 July 2020: 177; 2020.

[59] Patel JD, Bach PB, Kris MG. Lung cancer in US women: a contemporary epidemic. JAMA. 2004;291(14):1763–8. https://doi.org/10.1001/jama.291.14.1763.

[60] Osann KE, Anton-Culver H, Kurosaki T, Taylor T. Sex differences in lung-cancer risk associated with cigarette smoking. Int J Cancer. 1993;54(1):44–8. https://doi.org/10.1002/ijc.2910540108.

[61] Belani CP, Marts S, Schiller J, Socinski MA. Women and lung cancer: epidemiology, tumor biology, and emerging trends in clinical research. Lung Cancer. 2007;55(1):15–23. https://doi.org/10.1016/j.lungcan.2006.09.008.

[62] Wakelee HA, Chang ET, Gomez SL, et al. Lung cancer incidence in never smokers. J Clin Oncol. 2007;25(5):472–8. https://doi.org/10.1200/JCO.2006.07.2983. (In Eng)

[63] Shriver SP, Bourdeau HA, Gubish CT, et al. Sex-specific expression of gastrin-releasing peptide receptor: relationship to smoking history and risk of lung cancer. J Natl Cancer Inst. 2000;92(1):24–33. https://doi.org/10.1093/jnci/92.1.24. (In Eng)

[64] Jemal A, Miller KD, Ma J, et al. Higher lung cancer incidence in young women than young men in the United States. N Engl J Med. 2018;378(21):1999–2009. https://doi.org/10.1056/NEJMoa1715907.

[65] Maki KG, Shete S, Volk RJ. Examining lung cancer screening utilization with public-use data: opportunities and challenges. Prev Med. 2021;147:106503. https://doi.org/10.1016/j.ypmed.2021.106503. (In Eng)

[66] Swan J, Breen N, Coates RJ, Rimer BK, Lee NC. Progress in cancer screening practices in the United States: results from the 2000 National Health Interview Survey. Cancer. 2003;97(6):1528–40. https://doi.org/10.1002/cncr.11208. (In Eng)

[67] López DB, Flores EJ, Miles RC, et al. Assessing eligibility for lung cancer screening among women undergoing screening mammography: cross-sectional survey results from the National Health Interview Survey. J Am Coll Radiol. 2019;16(10):1433–9. https://doi.org/10.1016/j.jacr.2019.04.006.

[68] Sandler KL, Haddad DN, Paulson AB, et al. Women screened for breast cancer are dying from lung cancer: an opportunity to improve lung cancer screening in a mammography population. J Med Screen. 2021;28(4):488–93. https://doi.org/10.1177/09691413211013058.

[69] Lin KF, Wu HF, Huang WC, Tang PL, Wu MT, Wu FZ. Propensity score analysis of lung cancer risk in a population with high prevalence of non-smoking related lung cancer. BMC Pulm Med. 2017;17(1):120. https://doi.org/10.1186/s12890–017–0465–8. (In Eng)

[70] Kim HY, Jung KW, Lim KY, et al. Lung cancer Screening with low-dose CT in female never smokers: retrospective cohort study with long-term national data follow-up. Cancer Res Treat. 2018;50(3):748–56. https://doi.org/10.4143/crt.2017.312. (In Eng)

[71] Chien LH, Chen CH, Chen TY, et al. Predicting lung cancer occurrence in never-smoking females in Asia: TNSF-SQ, a prediction model. Cancer Epidemiol Biomark Prev. 2020;29(2):452–9. https://doi.org/10.1158/1055–9965.Epi-19–1221. (In Eng)

[72] Kang HR, Cho JY, Lee SH, et al. Role of low-dose computerized tomography in lung cancer screening among never-smokers. J Thorac Oncol. 2019;14(3):436–44. https://doi.org/10.1016/j.jtho.2018.11.002. (In Eng)

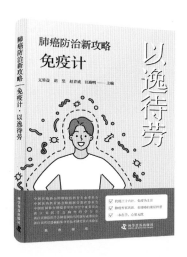

主编　支修益　胡　坚　赵青威　汪路明

定价　68.00元

　　人体免疫系统复杂精妙，层层构筑起防火墙。而肿瘤细胞则擅长钻空子，导致祸起萧墙。近年来，免疫治疗是肺癌防治重要进展之一，能够帮助人体修补免疫漏洞，清理门户，杀灭肿瘤细胞，并已展现出巨大潜力。免疫治疗如同我国《三十六计》中"以逸待劳"的奇谋妙计，只有做好自身免疫防御，用好科学的免疫治疗药物，才能笑看风云，宠辱不惊，坦然面对肺癌，健康快乐生活。

　　作者从免疫的基本概念聊起，抽丝剥茧般找出它与肿瘤发生发展的幕后关联，在将肺癌免疫治疗故事徐徐道来的同时，让您清晰地了解免疫治疗的前世今生、肺癌目前常用的免疫治疗方案，以及尚未成熟但前景广阔的新型免疫治疗药物。此外，免疫治疗还可与化疗、放疗等传统治疗手段联合应用，实现"1+1＞2"的治疗效果。本书通过典型临床研究案例的分析，全程解读了肺癌免疫治疗的昨天、今天和明天。著者对癌症治疗过程中的艰辛与好转，饱含着感同身受的心酸和欣喜。书中涵盖了免疫治疗最新进展、更优化的治疗方法、精心制作的肺癌免疫治疗速查表等，为肺癌患者寻求更长期生存、更优质的生活质量提供了充分准备，让肺癌患者和家属安心。

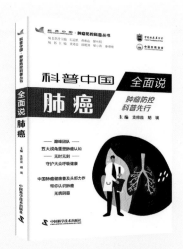

主编　支修益　胡　瑛

定价　48.00 元

　　本书为"科普中国·肿瘤防控科普丛书"之一，是一部有关肺癌治疗新进展的科普读物，由胸外科、肿瘤内科、放疗科、影像科、病理科、中医科、心理学、康复医学等领域专家联合编写。书中所述涵盖了肺癌的预防、筛查、诊断、治疗、康复五大方面，可帮助读者全面了解肺癌这一发病率及死亡率均位居我国恶性肿瘤第一位的癌症，同时对肺结节相关知识及肺癌治疗中如何选择中西医治疗等令许多人困惑的问题也做了详细介绍。本书内容详细、阐释简明，知识性与趣味性兼备，既可为普通读者提供丰富的肺癌相关科普知识，又可作为社区或基层医务工作者的肺癌诊疗参考资料。

出版社官方微店